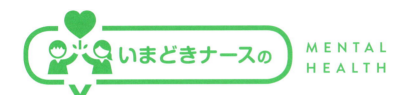

いまどきナースの
こころサポート

MENTAL HEALTH

看護管理者が行う職場の
メンタルヘルスサポート

編著
武用百子
BUYO MOMOKO

メヂカルフレンド社

はじめに

　本書は、以下の2つの課題に対する必要性から発刊に至りました。

- 看護師のメンタルヘルスサポートには、いまだ多くの課題があること。
- メンタルヘルス不調に至る看護師の多くは、セルフコンパッションが低いと考えられること。

　現在、看護系大学は、全大学の3つに1つの割合で開学されており、多様なモチベーションをもつ看護学生が輩出される時代となりました。モラトリアム世代である看護師をどのように育成するのかということは、受け手となる施設の大きな関心事といえます。今後の日本は人口減少時代を迎え、団塊世代が後期高齢者となる超高齢社会によって生じる「2025年問題」、高齢者人口が最大となる一方で現役世代および医療・介護の担い手が不足する「2040年問題」を見据えたとき、オールマイティに仕事をこなすことができる看護師を育成することだけに焦点を当てていては、医療現場は回っていかないでしょう。

　また、2015年にストレスチェック制度が導入されましたが、看護師のメンタルヘルスサポートにおいて、産業保健スタッフとの十分な協働には至っていません。メンタルヘルスサポートが十分に機能していないことによって、職場に適応しにくい看護師はメンタルヘルス不調を生じ、離職に至るというのが今の時代といえるでしょう。看護師不足の現場では教育担当者も余裕がなく、適応しにくい看護師をスケープゴートにしがちです。それでは、現場は殺伐として育つ人も育ちません。

　一方で、指導のあり方をちょっと工夫するだけで、適応できるようになる看護師は多くいます。ここで、看護管理者の人材育成に関するイニシアチブは非常に重要といえます。それは、看護管

理者が問題をすべて解決するということではありません。それぞれの組織が求める看護師像に沿って、本書を活用しながらメンタルヘルスサポートをすることが人材育成のヒントになるということです。

　2つ目の課題であるメンタルヘルス不調に至る看護師のセルフコンパッションが低いと考えられることについてですが、セルフコンパッションとは、傷ついた他者をいたわるように、自分に対して慈しみの気持ちを向けることです。具体的には、ネガティブな考え方をバランスがとれた状態にすることで、近年では、ネガティブな考え方を無理に修正するのではなく、個人の強みに焦点を当てて強化し活用する、ポジティブ心理学を用いた介入も多くなりました。病的な部分に介入するのではなく、健康な側面をさらに伸ばしていくという考え方です。この視点を看護師のメンタルヘルスサポートに導入していくことが、職場の活性化につながると考えて現在、知見を積み重ねているところです。

　第Ⅲ章を担当してくださった有光先生には、看護師のメンタルヘルスサポートへのポジティブ心理学の導入について論じていただきました。日々のメンタルヘルスサポートにポジティブ心理学を取り入れ、読者の皆さんと共に知見を積み重ねていきたいと願っています。

　本書は、看護現場で働く個人と職場の活性化に特化して記述しました。部下である看護師が元気であれば看護管理者も元気に働くことができ、職場は活性化していきます。看護管理者や人材育成にかかわる人に、ラインのケアのヒントとして、また人材育成を見据えたメンタルヘルスサポートとして、本書を活用していただけることを願っています。

2019 年 12 月

武 用 百 子

Contents

いまどきナースのこころサポート

看護管理者が行う職場のメンタルヘルスサポート

はじめに　i

第I章　看護師の職業的アイデンティティを確立する支援　1

1. アイデンティティの確立が遅れる若者にかかわる時代 …………… 2
- ❶ ストレスチェックから見えてきた問題 ……………… 2
- ❷「今どきの若者」像 ……………………… 4
  - ◆ エリクソンの発達課題　5
  - ◆ アイデンティティの確立の遅れ　7
- ❸ ソーシャルスキルの獲得が困難な時代 ……………… 7
- ❹「大人にしていく」支援とは ………………… 8

2. キャリア形成と職業的アイデンティティを育む支援 …………… 10
- ❶ 職業的アイデンティティとは ………………… 10
- ❷ キャリアビジョンと職業的アイデンティティの確立 ………… 11

3. 看護師のメンタルヘルスサポートに誰がかかわるのか ………… 13
- ❶ 精神看護専門看護師の役割と活動 ……………… 13
- ❷ 新卒看護師の離職問題 ……………………… 14
- ❸ 臨床での取り組み ……………………… 15

第II章　職場で取り組むメンタルヘルスサポート　17

1. 厚生労働省の心のケアの4つの視点 ……………… 18
- ❶ セルフケア ……………………………… 19
- ❷ ラインによるケア ……………………… 20

iii

❸ 事業場内産業保健スタッフ等によるケア ································ 20

❹ 事業場外資源によるケア ····························· 21

2. 職場で取り組む研修の具体的な内容 ························· 22

❶ セルフケアの重要性 ···························· 22

❷ 看護部でセルフケアを促進するためにできる取り組み ······· 23

◆ 職場に産業保健スタッフや
メンタルヘルスを扱う職種が常駐している場合　23

◆ 職場に産業保健スタッフや
メンタルヘルスを扱う職種が常駐していない場合　24

3. ストレスマネジメントの方法 ························· 26

❶ ストレスの基礎知識 ···························· 26

❷ ストレス反応 ······························· 28

❸ ストレス反応が発生するまでのプロセス ··············· 29

❹ ストレスへの対処の方法 ······················· 30

◆ 情緒的な対処　30

◆ 認知的な対処　31

◆ 行動的な対処　36

◆ 社会的関係のなかでの対処　37

第 III 章 職場のメンタルヘルスサポートに活用する ポジティブ心理学　39

1. 看護師のストレスとその対策 ························· 40

❶ 看護師のストレスの原因 ······················· 40

❷ 看護師のストレスへの対策 ······················ 42

◆ 心の健康づくり計画の4つのケア　42

◆ セルフケアの「3つのR」　42

◆ レジリエンス　43

❸ ポジティブ心理学 ···························· 44

2. セルフケアにポジティブ心理学を生かす ·················· 45

❶ 品性の強みとVIA-IS ························· 46

❷ 品性の強みの生かし方 …………………………………………………… 48

❸ 品性の強みと職業満足感 ………………………………………………… 49

3. 看護に品性の強みを生かす方法 ………………………………………… 51

❶ シグニチャーストレングスと看護師の強み ……………………… 51

❷ 強みを発展させる ………………………………………………………… 52

❸ 強みが見つからない場合 ……………………………………………… 53

❹ 強みを上手に使うコツ ………………………………………………… 53

4. 看護の仕事にマインドフルネスとセルフコンパッションを生かす … 58

❶ コンパッションとは ……………………………………………………… 59

❷ セルフコンパッションの構成要素 ………………………………… 60

❸ セルフコンパッションの実践方法 ………………………………… 61

◆マインドフルネス瞑想　61

◆慈悲の瞑想　62

5. 援助が困難な場面でのセルフコンパッションの活用 ………………… 65

❶ 共感的反応への対応 …………………………………………………… 66

❷ 患者へのコンパッション ……………………………………………… 67

第 **Ⅳ** 章　看護管理者が行うメンタルヘルスサポート **69**

1. 看護管理者が行うメンタルヘルスサポートの範疇 ………………… 70

2. 適応障害 ……………………………………………………………………… 72

❶ 適応障害とは ……………………………………………………………… 72

❷ 適応障害の診断基準 …………………………………………………… 73

❸ 看護現場における適応障害の看護師に身受けられる反応 … 74

❹ 適応障害の看護師への対応 ………………………………………… 75

3. うつ病、現代型うつ病、非定型うつ病 ……………………………… 77

❶ うつ病（大うつ病性障害） …………………………………………… 77

◆うつ病の診断基準　77

◆看護現場におけるうつ病の看護師に見受けられる反応　78

◆うつ病の看護師への対応　80

v

❷ 現代型うつ病、非定型うつ病 ……………………………………………… 82
  ◆看護現場における現代型うつ病、非定型うつ病の
    看護師に見受けられる反応　83
  ◆現代型うつ病、非定型うつ病の看護師への対応　83

4. 発達障害 ……………………………………………………………………… 85
  ❶ 発達障害とは ……………………………………………………………… 85
  ❷ 自閉スペクトラム症　86
    ◆自閉スペクトラム症の特性　86
    ◆看護現場における
      自閉スペクトラム症の看護師に見受けられる反応　87
    ◆自閉スペクトラム症の看護師への対応　88
  ❸ 注意欠如・多動症 ………………………………………………………… 89
    ◆注意欠如・多動症の症状　89
    ◆看護現場における
      注意欠如・多動症の看護師に見受けられる反応　91
    ◆注意欠如・多動症の看護師への対応　92
  ❹ 限局性学習症 ……………………………………………………………… 94

5. 惨事ストレス …………………………………………………………………… 95
  ❶ 看護の現場と暴力 ………………………………………………………… 95
  ❷ 惨事ストレスとは ………………………………………………………… 95
  ❸ 惨事ストレスによってもたらされる反応 ……………………………… 96
  ❹ 惨事ストレスへの反応 …………………………………………………… 97

第V章　メンタルヘルスサポートの実際　101

1. 看護管理者や
   教育担当者が行うメンタルヘルスサポートの実際 ………………………… 102
  ❶ 情報収集 …………………………………………………………………… 102
    ◆ライフイベントとストレス強度　103
    ◆確認すべきこと　104
  ❷ スクリーニング：ストレス反応の程度の把握 ………………………… 106

◆セルフケア　107

◆うつ病、抑うつ状態　108

❸ 問題の有無の判断と対策 ………………………………………………… 111

2. 先輩からの叱責により適応障害を発症した新人看護師 ………… 112

❶ 事例に起こっていること ……………………………………………… 113

❷ 事例への対応 …………………………………………………………… 114

◆対応者に求められること　114

◆対応の具体例　115

◆（ストレッサーである）プリセプターへの対応　119

❸ まとめ …………………………………………………………………… 120

3. ゴールデンウィーク明けに
出勤できなくなった新人看護師（適応障害）………………………… 121

❶ 事例に起こっていること ……………………………………………… 122

❷ 事例への対応 …………………………………………………………… 123

◆対応者に求められること　123

◆対応の具体例　125

❸ まとめ …………………………………………………………………… 126

4. 頭のなかが真っ白になるという新人看護師 ………………………… 127

❶ 事例に起こっていること ……………………………………………… 128

❷ 事例への対応 …………………………………………………………… 129

◆対応者に求められること　129

◆一呼吸おける指導のあり方　131

❸ まとめ …………………………………………………………………… 131

5. 他罰的な看護師（現代型うつ病）……………………………………… 132

❶ 事例に起こっていること ……………………………………………… 133

❷ 事例への対応 …………………………………………………………… 134

◆対応者に求められること　134

◆休職時に特に注意すること　135

❸ まとめ …………………………………………………………………… 136

6. 空気が読めない新人看護師（自閉スペクトラム症）………………… 137

❶ 事例に起こっていること ……………………………………………… 139

vii

❷ 事例への対応········140

◆対応者に求められること　140

◆対応の具体例　140

❸ まとめ········142

7. 自分のやり方にこだわる看護師（自閉スペクトラム症）········143

❶ 事例に起こっていること········144

❷ 事例への対応········145

◆対応者に求められること　145

❸ まとめ········146

8. 時間処置の抜けが多い新人看護師（注意欠如・多動症）········147

❶ 事例に起こっていること········149

❷ 事例への対応········149

◆対応者に求められること　149

◆対応の具体例　150

❸ まとめ········152

9. 点滴の滴下数の計算ができない新人看護師（限局性学習症）····153

❶ 事例に起こっていること········154

❷ 事例への対応········154

◆対応者に求められること　154

❸ まとめ········155

10. 自殺を目撃した看護師①初期の対応········156

❶ 事例に起こっていること········157

❷ 事例への対応········158

◆初期対応者に求められること　158

❸ まとめ········161

11. 自殺を目撃した看護師②中期の対応········162

❶ 事例に起こっていること········163

❷ 事例への対応········164

❸ まとめ········165

12. 患者からの暴力で病室に行けなくなった看護師········167

❶ 事例に起こっていること········168

viii　　目　次

❷ 事例への対応　　168
　◆初期対応者に求められること　168
　◆対応の具体例　170
❸ まとめ　　171

13. 休職中の看護師　　172
❶ 事例に起こっていること　　173
❷ 事例への対応　　174
　◆対応者に求められること　174
　◆休職中の対応　176
❸ まとめ　　177

14. 復職予定の看護師　　178
❶ 事例に起こっていること　　179
❷ 事例への対応　　180
　◆復職のタイミングの見きわめ　180
　◆対応の具体例　180
❸ まとめ　　184

文　献　187
おわりに　191
索　引　193

本書で紹介した事例は、編者が経験したケースをもとに創作したものです。

表紙デザイン：スタジオダンク
本文デザイン：スダジオダンク　本文イラスト：スタートライン

第 I 章

看護師の職業的アイデンティティを確立する支援

1

> Mental Health <

アイデンティティの確立が遅れる若者にかかわる時代

　筆者が精神看護専門看護師として活動を始めた2000年頃、看護師の悩みは、医師や先輩看護師、患者や家族との関係性のなかで自分の不甲斐なさを感じるということが多くを占めていました。彼らは、そうした悩みを精神看護専門看護師の相談室で吐き出し、ひと泣きして現場へと戻っていきました。当時はこうしたコーピングによって自分のなかで消化が可能だったのです。しかしながら、現在、筆者の相談室を訪れる看護師は、ストレス反応を強く呈しており、継続した面談や服薬が必要であるケースが増えてきました。

1 ／ ストレスチェックから見えてきた問題

　筆者が所属する大学病院では、新人看護師を対象に、年3回（4月、9月、2月）、GHQ28*を用いたストレスチェック**を行っています。4月のスクリーニング結果をその人の基点の点数とし、9

---

*GHQ（General Health Questionnaire）：質問紙によるスクリーニングテストで、神経症患者の症状把握、評価、発見に有効である。GHQ28は、28の質問で身体的症状、不安と不眠、社会的活動障害、うつ傾向のスクリーニングができる。

月と翌年の２月のスクリーニングでリアリティショック***からの回復の程度を確認しています。

　GHQ28のカットオフ値は、通常、成人には５点以上を用いますが[1]、若い人は得点が高めに出ることを考慮し、12点以上のカットオフ値を導入しています[2]。スクリーニング後の面談は、12点以上の人と、下位項目（身体的症状、不安と不眠、社会的活動障害、うつ傾向）が中等度以上のすべての人に対して実施しています。

　このスクリーニングは、４月の２週目くらいで実施するのですが、就職して間もない、いうならばストレスをそれほど感じていない時期に、カットオフ値（11/12点）以上の人が、2013年度以降、５％弱から15％前後で推移するようになりました（図Ⅰ-1）。４月の時点で、何らかのメンタルヘルス上の問題を抱える新人看護師が15％前後存在するのです（図Ⅰ-2）。

　スクリーニングを経て面談をすると、必要以上に緊張度が高い状態の人や働くレディネスが整っていない人がいます。ちょっとした対人関係のつまずきから職場に居場所をもてなくなり排除されているように感じている人、自分は何のために看護師になったのかがわからなくなり、自分が働くことで他者に迷惑をかけていると自分の存在意義を見出せない人もいます。

**ストレスチェック：ストレスに関する質問票に記入し、それを集計・分析することで自分のストレスの状態を調べる簡単な検査。労働安全衛生法の改正により、労働者が50人以上いる事業場では、2015年から、毎年1回、この検査をすべての労働者に対して実施することが義務づけられた（本章「3　看護師のメンタルヘルスサポートに誰がかかわるのか」参照）。

***リアリティショック（reality shock）：理想（期待）と現実の間に生まれるギャップによりショックを受けること。新入社員や転勤などで職場環境が変わる人に起こりやすい。

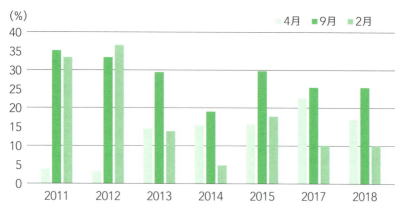

● 図Ⅰ-1　GHQ28による神経症群の割合の推移

GHQ28 カットオフ値：11/12点．

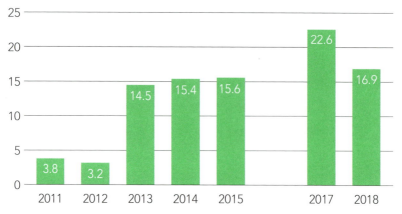

● 図Ⅰ-2　GHQ28で12点以上の人の推移（4月）

2／「今どきの若者」像

　一方で、昨今では新人看護師の驚くようなエピソードが増えています。たとえば、4月の1週目に、病棟に7時30分に来ていた新人看護師に対して、師長が「入職時のオリエンテーション期間なので、こんなに早く来なくていいですよ」と言うと、2分前に全員が

来るようになったという状況がありました。始業ぎりぎりの時間に病棟に来たのでは、オリエンテーション会場に移動する時間がありません。また、オリエンテーションの配布物を読まず、何でも質問をするという状況もみられます。グループワークでは「お友だち感覚」で大声で話をしているという状況や、自宅でくつろいでいるような姿勢で研修を受ける状況、「あの看護師とは合わないので、勤務をはずしてください」と師長に訴えるなど、驚かされることも多くなりました。

いったい何が起こっているのでしょうか。

 エリクソンの発達課題

ここでエリクソンの発達課題について復習してみましょう。エリクソンは、人生の発達課題を、基本的信頼、自律感、主導性（積極性）、勤勉感、アイデンティティの確立、親密性、生殖性、統合性としています（図Ⅰ-3）[3）4)]。

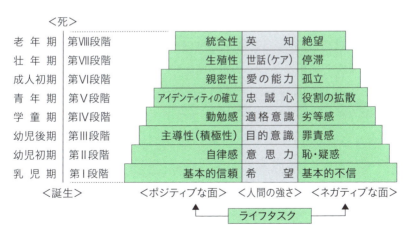

● 図Ⅰ-3 エリクソンの発達課題
岡堂哲雄，他（1978）．患者ケアの臨床心理—人間発達学的アプローチ．医学書院，p.37．より転載

●乳児期（0歳〜1歳半頃）

人は乳児期に、母親をはじめとする周囲の人からの適切なケアをとおして、この世に対する信頼感を構築します。

●幼児初期（1歳半〜3歳頃）

幼児初期には、親のしつけをとおして排泄や着替えなどが一人でできるようになっていきます。この時期に自主性をうまく育てることによって、自律感という心理社会的発達を遂げます。

●幼児後期（3〜6歳頃）

幼児後期は遊戯期ともいわれ、保育園や幼稚園で友だちと活発に遊ぶ時期です。周囲の様々な出来事に強い興味をもち、積極性という心理社会的発達を遂げます。この時期に、親が過度に厳しいしつけをしたり放任したりすると、子どもは罪責感を抱くといわれています。

●学童期（6〜12歳頃）

学童期は、こつこつと宿題を仕上げて提出するなどをとおして勉強の楽しさを知る時期で、勤勉感という心理社会的発達を遂げます。

●青年期（12〜18歳頃）

青年期は、「自分とは何者か」「自分らしさとは何か」「将来、どんな仕事をして生きていくのか」など、自分自身について思い悩みます。こうした葛藤を経て、アイデンティティを確立していきます。アイデンティティの確立ができないと、「自分は何者なのか」「何のために生きているのか」「何のために仕事をしていくのか」と悩み続けることになります。

●成人初期（19〜40歳頃）

成人初期は、家庭や学校を離れて、職場などで多くの人と関係を築いていく時期です。この時期は親密性を獲得し、恋愛を経て結婚に至ります。新たな家族や友人との長期的・安定的な関係をとおし

て、愛情を獲得するとされています。

● 壮年期（40〜65歳頃）

壮年期は、子どもを育てたり、職場の後進を育成するなど、自分が属する家庭や職場において次の世代を育む、生殖性という心理社会的発達を遂げます。

● 老年期（65歳以上）

老年期では、仕事を定年退職し、老後の生き方を模索したり、これまでの人生を振り返ったりします。このような作業をとおして統合性を獲得していきます。

アイデンティティの確立の遅れ

さて、エリクソンの青年期では、従来は20歳くらいまでにアイデンティティを確立するとされていました。しかしながら、近年ではこの課題の獲得が30歳まで遅延しているともいわれています[3]。つまり、現代の若者は、「自分とは何者であるのか」「何のために働くのか」「どうやって生きていくのか」がわからないまま社会に出て働いていることになります。当然、職業的なアイデンティティを確立していくことが難しいわけです。

こうした「今どきの若者」像を前提としたうえで、看護基礎教育や職場において、アイデンティティの確立および職業的アイデンティティの確立ができるようにアプローチしていくことが重要となります。

3 ／ ソーシャルスキルの獲得が困難な時代

以上のことを踏まえて、前述した新人看護師の状況について考えてみましょう。たとえば、新人看護師がオリエンテーションでわか

らないことはすぐに先輩看護師や管理職に尋ねるという状況は、大人になり得ていない、つまり大人としてのマナー（ソーシャルスキル）が獲得できていない状況と考えられます。

ソーシャルスキルとは、対人場面において適切で効果的に反応するために用いられる、言語的あるいは非言語的な対人行動と、その発現を可能にする認知過程との両方を包含する概念を指します[5]。他者との相互作用の状況に応じ、それぞれに適したスキルを習得して活用することといえます。

近年、少子化や核家族化、両親の共働き、ゲームの普及などにより、他者との相互作用をとおして対人関係スキルを学ぶ機会が減っているといわれています。学生は、他者との直接的な対人関係よりもLINEなどのSNS（social networking service）ツールに頼ることが多いので、社会人としての対人関係スキルの獲得には至っていないと考えられます。現代の若者は、アイデンティティの確立もソーシャルスキルの獲得も難しい時代で生きているということになり、まずは「大人にしていく」支援が求められているといえます。

▶ 4 ／ 「大人にしていく」支援とは

私たちは「今どきの若者」にどのようにかかわり、さらに彼らを大人にしていくために、具体的に何ができるのでしょうか。

一つは、新人看護師を「大人」として扱うことです。大人として、あるいは社会人としてそぐわない行動は、注意し修正していきます。新人看護師の非常識な行動を指摘し、社会人としての振る舞いがどのようなものなのかを教えていく際は、型にはまった見方を押し付けるだけでは受け入れられないので、彼らを認め、そのうえで大人の振る舞いをすればもっと素敵であるというメッセージを伝えていきます。このように、学生と社会人の違い、社会人としての

あるべき姿をしっかりとイメージできるように支援することが重要です。

　また、アイデンティティの確立を支え続けることも重要です。アイデンティティは、「私はほかの誰でもない一人の自分である」という自己定義をすることです。やりたいことが一貫している、過去の自分と今、これからの自分を、連続性をもって感じることができる、自分と他者がイメージする自己像が一致しているということも含んでいます。やりたいことがわからない状況や、過去の自分をなかったことにしたい人や、自分はどこにでもいる人間で存在意義がないと感じている人は、アイデンティティが拡散している状況といえます。

> Mental Health

2

キャリア形成と
職業的アイデンティティを
育む支援

▶ 1 ／ 職業的アイデンティティとは

　第1節で、働き始めたばかりの新人看護師がメンタルヘルス上の問題を抱える状況をあげました。こうした事実から鑑みると、感情労働*やバーンアウト**といった対人援助職である看護師だからこそ起こり得る現象への対策以前に、「大人（社会人）とは何か」「働くとはどういうことか」「医療者としての態度とはどのようなものか」、すなわち職業的アイデンティティの確立を教育することが重要な時代だと感じます。いつまでも必要以上に緊張度が高く、職場に居場所をもてず、また働くレディネスが整わない状態で仕事を続けていくと、それらが適応障害の要因になることもあるからです。

---

*感情労働：個人の感情がその場において期待されるものと異なるときに、それを職務上、自ら管理することを課せられるもの[6]。
**バーンアウト（burnout）：長期間にわたり人に援助する過程で、心的エネルギーが絶えず過度に要求された結果、極度の心身の疲労と感情の枯渇を主とする症候群であり、卑下、仕事嫌悪、思いやりの喪失などを伴うもの[7]。

また、職業的アイデンティティを確立することができないと、結果的に働く意義を見出せずに容易に離職を選ぶことにもつながります。新人看護師は学生の延長線上にあるので、学生から大人になるための、言い換えればアイデンティティが確立されるためのシームレスな支援が必要であると考えて、筆者はこれまでメンタルヘルスサポートに携わってきました。

一般的に、職場のメンタルヘルス対応の基礎として、新人看護師に起こり得る適応障害への対応があげられてきました。しかし、適応障害という状態は結果であり、その要因は様々です。実践力が求められる現場で能力が見合わない、リラックスする方法がわからず過緊張状態が続く、発達障害の傾向がある、もともとメンタルヘルス上の問題があるなど、様々な要因があります。加えて、前節で述べたように、アイデンティティが確立できていないこと（卒業したがいつまでもモラトリアムであること）も、メンタルヘルスには大きく影響を与えています。

▶ 2 ／ キャリアビジョンと職業的アイデンティティの確立

アイデンティティが確立されていない人は、キャリアビジョン[*]をしっかりと抱けず、仕事をすることの意義や自分の存在意義を認識することができないので、離職に至りやすいといわれています。そのため、アイデンティティ、特に職業的アイデンティティを高める支援が必要となります。

人にはアイデンティティの危機に陥りやすいタイミングがありま

---

[*]キャリアビジョン（career vision）：人生や仕事における自分自身のなりたい姿、将来像。

す。そのタイミングは人によって様々ですが、たとえば、就職した
けれども仕事がうまくいかない、先輩との関係に悩んでいる、イン
シデントなど何か失敗をして職場での存在意義が揺るがされたな
ど、自分が置かれている環境が変化したり、これまで確立してきた
アイデンティティが揺らぐ状況は、アイデンティティの危機に陥り
やすい状況といえます。

　新人看護師や若い看護師が安易に離職を考える背景には、就職を
きっかけとしてアイデンティティの危機が生じやすい状況であるこ
とに加え、アイデンティティの確立がなされない結果、キャリアビ
ジョンが描けないためといえます。看護師のメンタルヘルスサポー
トを考えるうえでは、職業的アイデンティティが確立できるよう
に、かつキャリアビジョンが描けるようにかかわることが重要で
す。

> Mental Health

看護師の メンタルヘルスサポート に誰がかかわるのか

1 ／ 精神看護専門看護師の役割と活動

　本節では、精神看護専門看護師が看護師のメンタルヘルスにかかわってきた背景と、本来のメンタルヘルスサポートのあり方について考えていきます。

　まず、看護師のメンタルヘルスサポートが、精神看護専門看護師の役割であるのか否かについてですが、専門看護師あるいは大学院教育のなかにおいて、一定のコンセンサスは得られていません。本来、精神看護専門看護師は、組織の看護の質の向上を目的として、実践、相談、教育、連携・調整、倫理調整、研究の6つの役割をもって活動します。

　実践では、患者や家族のメンタルヘルスの問題に介入して精神症状を改善し、退院を促進して在宅療養ができるようにすることなどを目的に活動します。付随して、患者や家族にかかわる看護師もいきいきと仕事ができるように支えます。看護師が元気でないと、良いケアができないからというのがその理由です。また、看護師から患者への理解やかかわり方についての相談を受け、彼らが燃え尽き

ないように、カンファレンスやコンサルテーションの場でケアの意味づけをしたり、倫理的な葛藤を扱いながら精神面も支えています。それが本来の活動のあり方であると筆者は考えています。

▶ 2 ／ 新卒看護師の離職問題

精神看護専門看護師が、看護師のメンタルヘルスサポートに目を向けざるを得なくなったのは、2008年に日本看護協会が実施した「病院における看護職員需給状況調査」[8] の結果に衝撃を受けてからでした。調査でわかったのは、卒後1年以内に新人看護師の9.2%が離職するという事実でした。新人看護師の10人に1人が1年で離職していくということは、当時センセーショナルなニュースとして飛び込んできました。

それ以降、リアリティショックを原因とした適応障害や抑うつ状態にある新人看護師は、臨床現場では対応困難な看護師としてとらえられるようになりました。どのように新人看護師のリアリティショックを緩衝し適応を促進していくのかが、継続教育のなかの大きな課題となっていきました。

日本看護協会は、新人看護師が職場に適応しにくい原因や離職の問題について、看護基礎教育と臨床現場が求める能力に大きな乖離があると結論づけました。また、保健師助産師看護師法および看護師等の人材確保の促進に関する法律の改正により、2010年から新人看護職員の卒後臨床研修が努力義務化となりました。これにより、新人看護師の教育のあり方は、多重負荷がかからないように、ゆったりとしたペースへと変化していき、現在までに離職率という点においては一定の成果をあげたと思われます。現在の離職率は、2017年度が7.6%と微減し、現在でもその割合を保っています（図Ⅰ-4）[9]。

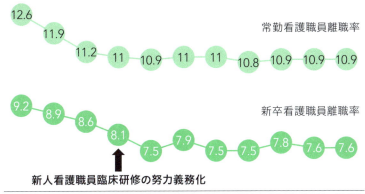

● 図Ⅰ-4 **新卒看護師の離職問題**
日本看護協会広報部（2018）．News Release「2017年 病院看護実態調査」結果報告．より作成

3 臨床での取り組み

　2000年代、職員のメンタルヘルスを扱う産業医や産業保健師が存在するという病院はほとんどなく、精神看護専門看護師がその一端を担い始めたという背景があります。看護管理者や新人看護師担当の指導者から、職場への適応が困難な新人看護師の理解やかかわり方についてのコンサルテーションを受けることや、抑うつ状態の看護師の直接的なケア（面談）を行いながら職場への適応を進めていくことが増えていきました。

　そのような背景から、一次予防として、看護師の院内教育のなかでストレスマネジメントの研修が行われるようになりました。さらに二次予防として、新人看護師の離職を予防するために、看護師独自のストレスチェックを行いながら、面談および業務調整を行うなどの早期介入を試みる組織も増えてきました。

　2015年に労働安全衛生法の一部改正を受け、ストレスチェック

制度が施行され、労働者が50人以上いる事業場では、ストレスチェックを毎年1回実施することが義務づけられました。これは主に職場の産業保健スタッフが行うものですが、現在はこのストレスチェックの結果を用いて、職員のメンタルヘルスサポートに役立てようとしています。つまり、ストレスチェックの結果を個人にフィードバックすることで一次予防としてセルフケアを意識づけ、高ストレス者のスクリーニングとして二次予防の介入をしていくことが可能となりました。組織全体の職員のメンタルヘルスケアの基礎的な介入については、産業保健スタッフが行うことになりました。

　看護師独自の介入としては、精神看護専門看護師が対応が困難なケースにかかわり、管理職や指導者のコンサルテーションに応じるのがスタンダードな支援となりつつあります。その際は、産業保健スタッフや看護管理者と連携しながら、メンタルヘルスの不調を呈した看護師にかかわる仕組みが必要です。

　看護管理者や教育担当者は、本来のメンタルヘルスサポートのあり方に則り、一人で抱え込まず連携してメンタルヘルスケアを進めていくことが重要です。

第 II 章

職場で取り組む
メンタルヘルスサポート

1

> Mental Health <

厚生労働省の
心のケアの4つの視点

　第Ⅱ章では、看護管理者が職場のメンタルヘルスサポートについて、どのような視点で考えていく必要があるのかについて説明します。

　まず基本的な考え方として、厚生労働省の推進する4つのメンタルヘルスケア[1]の視点について説明します*。4つのメンタルヘルスケアの視点には、セルフケア、ラインによるケア、事業場内産業保健スタッフ等によるケア、事業場外資源によるケアがあります。この4つのケアを継続的に、また計画的に行っていくことが重要とされています。

　図Ⅱ-1[1]を参照しながら、以下、具体的に説明します。

---

*厚生労働省は、労働者の安全と健康を守り、労働災害防止対策に取り組むために労働安全衛生法の規定に基づいて労働災害防止計画を策定している。このなかで、重点施策としてメンタルヘルス対策の推進があげられている。

セルフケア
ストレスやメンタルヘルスに対する正しい理解（メンタルヘルス、ストレスマネジメントなどの知識の普及）
ストレスチェックなどを活用したストレスへの気づき
ストレスへの対処（新人看護師の夜勤時の睡眠への対処など）

ラインによるケア
職場環境などの把握と改善
労働者からの相談対応（看護管理者による相談対応）
職場復帰における支援など（主治医の意見を参考に、それぞれの部署で）

事業場内産業保健スタッフ等によるケア
具体的なメンタルヘルスケアの実施に関する企画立案（ラインによるケアの支援）
個人の健康情報の取り扱い
事業場外資源とのネットワークの形成やその窓口（組織内外の資源の活用、資源間の連携・調整）
職場復帰における支援など（産業保健スタッフ・臨床心理士による面談・復職支援、主治医の意見を参考にタイミングをアセスメント）

事業場外資源によるケア
情報提供や助言を受けるなど、サービスの活用
ネットワークの形成（組織内外の資源の連携、組織外の治療の場の活用）
職場復帰における支援など（職場復帰のイニシアチブ）

● **図Ⅱ-1　4つのメンタルヘルスケア**

厚生労働省 労働者健康安全機構（2019）．職場における心の健康づくり―労働者の心の健康の保持増進のための指針．より作成

1 ／ セルフケア

　看護師一人ひとりが、セルフケアが行えるように支援することで、具体的にはメンタルヘルスに対する知識を普及するための活動などをいいます。たとえば、ストレスマネジメントの知識の提供や、変則勤務を行う看護師の睡眠に配慮した体制づくりは極めて重

要です。特に新人看護師については、夜勤時の睡眠についての知識提供などがあげられます。

2 / ラインによるケア

　ラインとは、"line and staff" のラインで、ライン（業務の遂行に直接かかわるメンバー）とスタッフ（それを支援するメンバー）で構成される組織形態をいいます。ラインはピラミッド型の命令系統をもち、組織の最上位（看護部であれば看護部長）から最下位（看護スタッフ）までが一つの指揮系統で結ばれています。本書では、ラインは主に病棟の命令系統を指し、ラインのケアとは当該病棟の看護管理者（師長、時に副師長や主任）が看護スタッフのケアをすることを指します。

　具体的な内容としては、主にメンタルヘルスに悪影響をもたらすような職場環境を把握し、改善することです。また、看護管理者がスタッフの相談対応をしていきます。メンタルヘルスの不調をきたしやすい、たとえばハラスメントが起こりやすい職場風土を改善することや、休職していたスタッフが復職する場合、当該病棟で職場復帰も支援します。

3 / 事業場内産業保健スタッフ等によるケア

　事業場内産業保健スタッフとは、その病院に勤務している産業医あるいは産業保健師を指します。この職種が、組織全体のメンタルヘルスケアの実施に関する企画立案およびラインによるケアを支援します。

　具体的には、産業保健スタッフや職員のメンタルヘルスサポートを目的に雇われている精神科の医師や心理士（臨床心理士、公認心

理師など）によるケア（面談、復職支援）や、組織内外の資源の活用および資源間の連携・調整を行います。また、休職していたスタッフの職場復帰支援の中核を担い、ラインと連携していきます。

▶ 4／事業場外資源によるケア

　事業場外資源とは、組織外の資源やサービスのことで、これらを活用したケアを指します。組織内外の資源の連携を進め、組織外の治療の場も活用していきます。所属内の資源を利用したくないスタッフの場合は、組織外での治療を勧めます。

　以上の4つのケアで介入していくことが、職場のメンタルヘルスサポートをうまく行うコツといえます。小さな組織では、産業保健スタッフが組織外にしかいない場合もあるかもしれません。その場合、特に看護管理者があまり引き受けすぎないように、早めに組織外の産業保健スタッフと連携できるしくみをつくっていきましょう。

2

> Mental Health <

職場で取り組む研修の具体的な内容

1 ／ セルフケアの重要性

　セルフケアは一次予防として、最も組織が力を入れる必要があるケアです。しかし日本人は欧米人に比べ、セルフケアへの意識が低いといわれています。

　たとえば、若い看護師の場合、休みの日に夜遅くまで遊んでいたため翌日の仕事に遅刻したり、また勤務予定が詰まっているのに遠方に遊びに行き風邪をひいたりするなど、自己管理をするという意識が薄いことも多く見受けられます。仕事をするということは、責任を引き受けるということです。身体も心も自分でメンテナンスしながら責任を果たすということを初めに教えていく必要があります。責任を引き受けるということを教えておかないと、体調がすぐれない理由を勤務形態や上司のせいにするなど、他罰的に解釈することにもつながります。また、看護管理者にとってもセルフケアは重要なので、事業者は研修などの機会を提供していく必要があります。

　以下、セルフケアを促進するための研修などの取り組みについ

て、具体的な内容をみていきましょう。

2　看護部でセルフケアを促進するためにできる取り組み

　セルフケアの視点での取り組みは、メンタルヘルス上の問題を未然に防ぐための予防的な活動のことで、看護師を含めすべての職員がセルフケアを行えるように支援します。その目的は、一次予防の方略として、職員一人ひとりがストレスへの気づきや対処能力を高めていくことにあります。

　具体的には、組織全体の職員に対して、メンタルヘルスやストレスマネジメントの知識が普及するように研修などを企画し、運営します。職場の特性に合わせて、セルフケアを促進するための方法は少しずつ異なってきますが、以下に職場に産業保健スタッフやメンタルヘルスを扱う職種が常駐している場合と常駐していない場合の2つのパターンについて説明します。

職場に産業保健スタッフやメンタルヘルスを扱う職種が常駐している場合

　産業保健スタッフが常駐していれば、その人が職場全体の職員を対象にストレスマネジメントなどの研修を企画します。全体研修は、通常は1年に1回（余力があれば数回）行うのですが、特に看護師の場合は、入職からリアリティショックの時期を経て改善してくるという波があるので、これに合わせて1年に数回の研修を行うほうが、効果があると経験的に感じます。そこで、全体研修に加えて、ハイリスク者として新人看護師を対象としたメンタルヘルスの研修を実施すると、セルフケアが促進されると考えます。

また、全体研修はないけれども、看護部独自で継続教育にストレスマネジメント研修を導入している組織も多いと思います。その場合は、新人看護師対象、中堅看護師対象、管理者対象というように、置かれた職位に応じたストレスマネジメント研修を実施する方法もあります。同じ職位間での研修なので、ストレスの内容について普遍的なものととらえることができ、グループディスカッションが進みます。もちろん、様々な職位を混ぜた合同研修もできますが、その際に注意することは、同じ病棟の上司と部下を同じグループに割り当てないことです。部下は直属の上司がいると、本音を話すことができないためです。

職場に産業保健スタッフやメンタルヘルスを扱う職種が常駐していない場合

　職場に産業保健スタッフがいない場合で、かつ看護部独自でも継続教育にストレスマネジメント研修の導入がなされていない場合は、病棟単位でセルフケアを促進するためのストレスマネジメントの勉強会を行います。

（1）ストレスチェックの利用

　1年に1回実施されているストレスチェック（第Ⅰ章「3　看護師のメンタルヘルスサポートに誰がかかわるのか」参照）の結果をもとに、自分にはどのようなストレスの原因があり、またどのようなストレス反応が現れているのかについて理解する時間をつくります。ストレス反応を弱めるためには何ができそうかなど、チームでの勉強会や日々のカンファレンスの後の時間を使って、部下が自分のストレスに気づくためのしかけをつくるとよいでしょう。

（2）ストレスマネジメントの勉強会の開催

　組織でストレスマネジメント研修の企画がない場合は、部署単位

でストレスマネジメントの勉強会を開催します。勉強会の内容は、ストレスとはどのようなものか、ストレス反応にはどのようなものがあるのか、ストレスマネジメントとして何ができるのかなどがあげられます。職員一人ひとりがストレスに気づき、対処能力を高めていけるように働きかけます。

3 ストレスマネジメントの方法

> Mental Health

▶ 1 ／ ストレスの基礎知識

　ストレスについて学ぶ目的は、ストレスの基本的な知識とストレスマネジメントの方法を知ってセルフケアに生かすこと、そしてセルフメンテナンスとして積極的に取り入れて、未然に予防することにあります。

　ストレスはもともと物理学用語で、「応力」のことです。ゴムまりを用いた模式図（図Ⅱ-2）で説明します。ゴムまりに力を加える

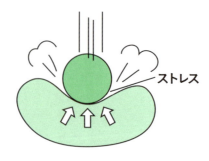

● 図Ⅱ-2　ストレスは物理学用語の「応力」

と、ゴムまりは凹みます。するとゴムまりの中から元に戻ろうとする力（矢印）が発生し、そのときに生じる歪みをストレスとよんでいます。

　では、ゴムまりを人間の心と身体と考えてみましょう。ゴムまりに加わる力は、皆さんが抱えている課題（会議の資料作り、病棟の人間関係、苦手な患者へのかかわりなど）とします。すると皆さんの心と身体は凹みますが、ホメオスタシスとして元に戻ろうとする力（矢印）が働くので、心と身体に歪みなどの変化が生じて、イライラしたり気分が沈んだり、頭が痛くなったり吐き気がするという現象（ストレス）が起こります。

　また、一概にストレスといいますが、ストレスはその現れ方が様々です（図Ⅱ-3）。心理面に現れる変化、身体面に現れる変化、行動に現れる変化など、様々であることを理解しましょう。

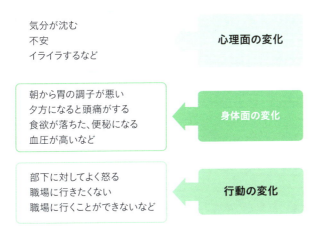

● 図Ⅱ-3　**ストレスの現れ方**

2 ／ ストレス反応

　ストレス要因があると、心理面や身体面で反応が現れます（**図Ⅱ-4**）。どちらが先ということはありませんが、人によって現れ方は異なります。自分のストレスが出やすいのは心理面、身体面のどちらなのかがわかっていると対処がしやすくなります。

　また、心理面や身体面の反応が出てくると、考え方にも変化が生じてきます。追い込まれるような気持ちになり、視野が狭くなるので、「自分だけがどうしてこんなにつらいのか」や「私は人に多大な迷惑をかけている」「看護師失格だ」と考えて、「仕事を辞めるしか方法がない」などという結論に陥りがちです。

　行動に現れる反応は、心理面や身体面の反応があったにもかかわらず放置した結果、現れます。つまり、ストレスがたどり着いた先の状態なので、大声で怒鳴る、無断欠勤する、あるいは自分を傷つ

心理面の反応
不安、イライラ、無力感、抑うつ感、自己不全感、意欲低下、感情失禁、不平不満の多さ、興奮、混乱、自信喪失、退職願望など

身体的な反応
睡眠障害、頭痛、肩こり、血圧の上昇、息苦しさ、脈拍が速い、悪心・嘔吐、腹痛、月経困難、免疫機能の低下、高血糖、肥満、蕁麻疹など

行動に現れる反応
遅刻、無断欠勤、仕事の効率が悪い、達成度が低い、ミスの増加、大声で怒鳴る、リストカット、自殺企図など

考え方の変化
注意力散漫、記憶力の減退、視野狭窄、反復思考、認知の偏り・歪み

● **図Ⅱ-4　ストレス反応**

けるなどの行動がみられたらストレスがピークであることを認識しましょう。

3 ストレス反応が発生するまでのプロセス

ストレッサーはストレスの原因（ストレス要因）となるもので、たとえば先輩との関係、苦手な患者の対応、難しい課題などを指します。ストレッサーがあると、人はそのストレッサーを「負担ではない」あるいは「負担である」と評価します（認知的評価）。ストレッサーを「負担ではない」と評価した場合は、心身の健康が保たれます（図Ⅱ-5）。

一方、ストレッサーに対して「負担である」と評価した場合は、その負担に対して人は何らかの対処をしていきます（コーピング）。対処に成功すると心身の健康は保たれますが、失敗すると不健康な状態に移行します（ストレス反応）（図Ⅱ-5）。

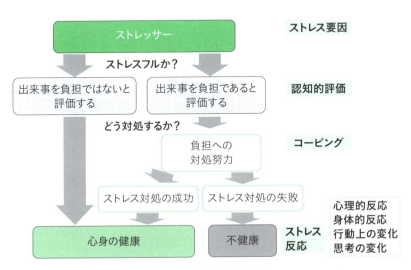

● 図Ⅱ-5　ストレスが発生するまでのプロセス

つまり、メンタルヘルスの問題を抱えている人は、ストレッサーが処理できないほどに多い状況や出来事を負担であると評価している状況、あるいは対処に失敗した状況である、ということになります。そこで、ストレッサーを取り除いたり減らしたりする工夫をし、出来事を負担ではないと評価できるように別のとらえ方をしたり、様々な対処方法を試みることが、メンタルヘルス上の問題を解決する糸口となります。

4 ストレスへの対処の方法

ストレスへの対処とは、ストレッサーの除去やストレス反応の解消などを目指した行動や、ストレス状況をうまく扱うための認知的・行動的な努力を指します。

その方法には、情緒的な対処、認知的な対処、行動的な対処、社会的関係のなかでの対処の4つの方法があります（図Ⅱ-6）。

情緒的な対処

情緒的な対処は、問題そのものに働きかけず、一時的に不安や怒

● 図Ⅱ-6　ストレスへの対処の方法

- 問題そのものに働きかけない
- 不安や怒りを棚上げする
- 気分を発散する
- 場面から逃避する
- 気晴らしをする

例：本を読む、音楽を聞く、カラオケに行く、趣味に没頭するなど

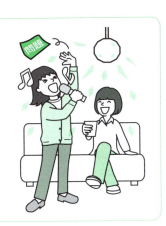

● 図Ⅱ-7 情緒的な対処

りを棚上げする方法です。気分を発散する、その場面から逃避する、気晴らしをするという方法のことで、たとえば、本を読む、音楽を聞く、カラオケに行く、趣味に没頭するなどの対処方法をとることをいいます（図Ⅱ-7）。

新人看護師や若い看護師も、こうした情緒的な対処の方法は多くもっているでしょう。

 認知的な対処

認知的な対処は、一時的に不安や怒りを棚上げするという情緒的な対処方法とは異なり、問題に直接働きかける方法です（図Ⅱ-8）。起こっていることについて問題点を整理したり、解決方法を考えたり、また自分自身の思い込みを修正したりします。

思い込みによってストレッサーを大きくとらえすぎることや、飛躍した結論を導き出すこと、また自分自身を否定する見方が強いとストレス反応を強め、さらにネガティブな結果に結びつきやすくなります。ストレスを強める考え方の癖を理解し、別のとらえ方をす

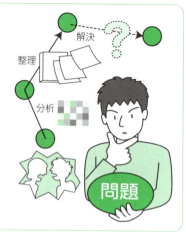

- 問題に直接働きかける
- 問題を整理する
- 解決法を考案する
- 思い込みを修正する

例：問題解決技法
　　考え方の修正（別のとらえ方をする）
　　マインドフルネス
　　瞑想

● 図Ⅱ-8 認知的な対処

る努力や、周りの人に指摘してもらうなどして柔軟な考え方を身につけるようにしていくことが大切です。

以下に、ストレス反応を強める考え方の癖について、代表的なものを紹介します（図Ⅱ-9、10）。

● 「全か無か」思考

0か100の思考、白か黒かの思考、all or nothingの思考ともいわれます。この考え方では、物事を0か100かのどちらかだけで見てしまうので、その間で物事をとらえることができません。極端な完璧主義になり、それに見合わない自分を必要以上に卑下するようになります。

たとえば、試験に失敗したときに「こんな私は価値がない」「次に失敗したらもう終わりだ」「100点じゃないと意味がない」と思い込み、できなかった自分の存在を低く評価してしまいます。

● 偏った一般化

何か悪いことが起こったとき、それが一般的な状態であると思い

> 「全か無か」思考
> 失敗したときに、すべてを否定的に考える
> 例：「こんな私は価値がない」
> 　　「次に失敗したらもう終わりだ」
> 　　「100点じゃないと意味がない」
>
> 偏った一般化
> 何か悪いことが起こったとき、それが一般的な状態と思い込み、また起こるに違いないと考える
> 例：「またいじめられるに違いない」
>
> 「べき」思考
> 物事を「〜しなければならない」「〜すべきである」と決めつけて追い込んでしまう
> 例：「ここまで仕事をする」と決めると、どんな状況でも身体に鞭打ってでもしようとする
> 　　「べき」思考を他人にも押しつけ、縛りつける

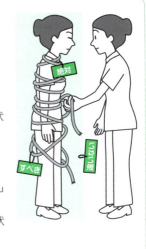

● 図Ⅱ-9　ストレス反応を強める考え方の癖①

込み、次も必ず悪いことが起こると考えることです。その結果、先行き不安を強めてしまいます。

　たとえば、仕事で失敗したときに「また失敗するに違いない」と考えることや、昔いじめられた体験がある人が、先輩がほかの人と話しているのを見て、「また自分の悪口を言っている」「またいじめられるに違いない」と考えたりします。

● 「べき」思考

　物事を「〜しなければならない」「〜すべきである」と決めつけて、自分や他人を追い込んでしまうことをいいます。

　たとえば、「指導者はこのような指導をすべきである」と決めつけ、それに見合わない指導をされると、「あの人は最低の人だ。どうしてあんな指導しかできないのか」と、怒りを強めます。「べき」思考が自分ではなく他人に向くと、相手の行動を縛りつけたりします。

> **マイナス思考**
> 良い出来事でもマイナスにとらえる
> 例：自分の成功を「これはまぐれだ」
> 　　「何かの間違いだ」と考える
>
> **深読み**
> 人の態度や言葉を、悪いほうに深読みしてしまう
> 例：ほめられても、「内心はバカにしているのだろう」「何か裏があるに違いない」と考える
>
> **先読み**
> これから起こることが不幸なことばかりだと信じ込む
> 例：「家を建てても、大地震が起きてつぶれてしまう」
> 　　「ローンを組んでもリストラされるかもしれない」

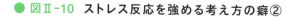

● 図Ⅱ-10　ストレス反応を強める考え方の癖②

● マイナス思考

　自分の成功を「これはまぐれだ」「何かの間違いだ」などととらえ、良い出来事でもマイナスにとらえてしまうことをいいます。たとえば、「指導者があなたのことをほめていた」と伝えても、「それは何かの間違いだ」「そんなことはありえない」などと考えます。自分のことをマイナス面でしか評価できないため、ストレス反応を強めてしまいます。

● 深読み

　人の態度や言葉を、悪いほうに深読みすることです。ほめられても、「内心はバカにしているのだろう」「何か裏があるに違いない」と考えるため、先行き不安を強めてしまいます。

● 先読み

　これから起こることが不幸なことばかりだと信じ込んでいることです。たとえば、「家を建てても、どうせこれから大地震が起きてつぶれてしまう」とか「ローンを組んでもリストラされるかもしれ

ない」と考え、先行き不安を強めてしまいます。

　このように、ストレス反応を強める考え方の癖があると、不安が強まり身体反応も大きく現れます。その結果、行動上の変化として、仕事に行きたくない、あるいは行けない、遅刻や欠勤という悪循環を招いてしまいます（図Ⅱ-11）。

　こうした考え方の癖は、生まれてから今までに培ったものの見方や信念に依拠しているため、後から再評価することや、いつもと違う考え方を取り入れてみることが重要になります（図Ⅱ-12）。具体的には、自分の状態に気づくために、何に混乱しているのか、混乱している状況や、受け止め方を整理します。受け止め方次第で不安は軽減するので、今のストレスは「自分を成長させるもの」「今度は乗り越えられるかもしれない」、あるいは逆に「今はこういう時期だから仕方がない」と状況を諦めてみるなど、いつもと違うとらえ方をすることが大切になります。

　また、マインドフルネスや瞑想も認知的な対処となります。

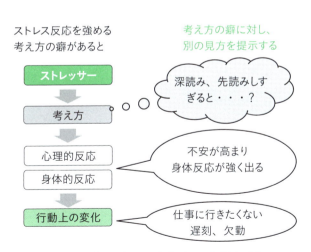

● 図Ⅱ-11　**ストレス反応を強める考え方の癖があると**

考え方の癖は、生まれてから今までに培ったものの見方や信念に依拠している
- 後から再評価する
- いつもと違う考え方を取り入れてみる
- 自分の状態に気づく：混乱している状況を整理する（何に混乱しているのか？）
- 受け止め方を整理する：受け止め方次第で不安は軽減する（「成長させるもの」「今度は乗り越えられるかもしれない」と考える）

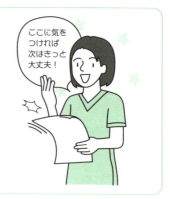

● 図Ⅱ-12 考え方の癖に対してできること

行動的な対処

　行動的な対処は、ストレッサーによって引き起こされた身体的・心理的反応を直接的に緩和する方法のことで、休息をとったり身体をほぐしたりします（図Ⅱ-13）。
　たとえば、呼吸法やヨガなどを積極的に行い、身体的・心理的な

- ストレッサーによって引き起こされた身体的・心理的反応を直接的に緩和する
- 休息をとる
- 身体をほぐす

例：呼吸法、ヨガ、ジョギング

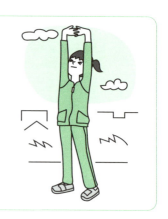

● 図Ⅱ-13 行動的な対処

反応を緩めます。

社会的関係のなかでの対処

　社会的関係のなかでの対処とは、サポートをしてくれる他者や様々な資源から援助を受けることを指します（図Ⅱ-14）。具体的には、話を聴いてもらう、アドバイスを受ける、家族や友人にそばにいてもらうなどです。

　この対処を促進するには、自分が困っている状態を素直に伝えることがポイントになります。そうすることで、相手からの援助を受けやすくなります。

　これまで、ストレッサー、ストレス反応、そしてストレスへの対処の方法について説明しました。ストレス反応をできるだけ軽減するために、様々な対処の方法を組み合わせてストレスマネジメントをしていくことが重要です。ストレス反応としての生理機能の変化が長時間続くほど、そして変化の程度が大きいほど病的な影響を受けることになります。

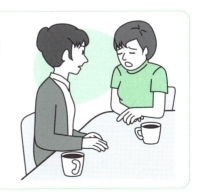

- 他者、資源（サポートとなる対象）から援助を受ける

例：話を聴いてもらう
　　アドバイスを受ける
　　家族や友人に見守ってもらう

● 図Ⅱ-14　社会的関係のなかでの対処

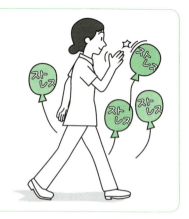

- ストレス反応としての、生理機能の変化が長引くほど、変化が大きいほど病的な影響を受ける
- **持続時間**と**変化の程度**が重要となる
- ストレスを、人生からすべてなくすというものではなく、**ストレスの有害な影響に制限を加えることである**

● 図Ⅱ-15　**ストレスマネジメント**

　ストレスマネジメントとは、ストレスを私たちの人生からすべてなくすというものではなく、ストレスの有害な影響に制限を加えるということです（**図Ⅱ-15**）[2]。自分に合ったストレスの対処方法をいろいろな方向から用いてマネジメントしていきましょう。

　看護管理者は、部下のストレスについて話を聞くときは、ストレスマネジメントの方法についても確認し、部下が様々な方向からマネジメントできるようにサポートしましょう。

第 **III** 章

職場の
メンタルヘルスサポートに
活用するポジティブ心理学

1 Mental Health

看護師の
ストレスとその対策

▶ 1 ╱ 看護師のストレスの原因

　看護に携わる人には、職業上、様々なストレスが付きまといます。その要因としては、日常的な業務量の多さに加え、並行して処理しなければならない様々な業務があること、業務に関する情報量の過多、時間的に切迫している業務が多いことなど、かなり忙しい職場であることがあげられます。また、人命にかかわる仕事であることからミスが許されないという責任感も強く要求されるため、強いストレスを感じることが多くなります。

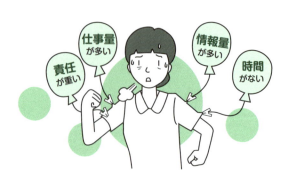

さらに、そうした業務には、患者とその家族、医師、看護師といった人間関係への配慮が不可欠で、感情的な疲労感も大きいといえます。患者に寄り添って配慮しようとしても、関係が改善できず落ち込むこともあるし、患者の死に直面することの多い職場では悲しみから回復することができないこともあります。

　このように、業務の煩雑さと感情労働の重さから、燃え尽き症候群*や心的外傷後ストレス障害**を生じ、離職や転職をしたり、最悪の場合は自殺してしまうことさえあります。

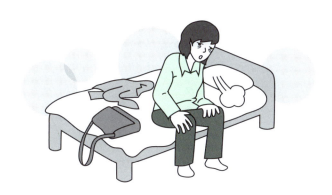

---

*燃え尽き症候群（burnout syndrome）：それまで真面目に活発に仕事をしていた人が、燃え尽きたように急速に無気力状態に陥り、職場不適応や出社拒否の徴候を示すこと。1970年代、アメリカで医療従事者などの専門職に多くみられ、精神分析医フロイデンバーガー（Freudenberger HJ）が命名した。

**心的外傷後ストレス障害（posttraumatic stress disorder：PTSD）：外傷的出来事の体験後1〜2週間から数か月たって発症し、症状が1か月以上持続する。外傷体験の反復する再体験や外傷を思い起こさせる刺激の回避、無感覚、認知障害などがみられる。

2 ／ 看護師のストレスへの対策

心の健康づくり計画の4つのケア

　業務の煩雑さや感情労働によるストレスには、様々な対策が考えられます。厚生労働省の「職場における心の健康づくり―労働者の心の健康の保持増進のための指針」によれば、セルフケア、ラインによるケア、事業場内産業保健スタッフ等によるケア、事業場外資源によるケアという4つのケアが継続的かつ計画的に行われることが重要であるとされました（図Ⅱ-1参照）。このうち、セルフケアにはストレスやメンタルヘルスに対する正しい理解、ストレスへの気づき、ストレスへの対処が含まれ、労働者がセルフケアを行えるようになるために、事業者の支援が重要とされています。

　また、バーンアウトには、高い労働強度、役割が曖昧なこと、人間関係のまずさ、仕事上のサポートの欠如といった組織上の要因が関与するため[1]、ラインによるケアも重要とされます。

セルフケアの「3つのR」

　セルフケアに関して、研修会などでは、問題焦点型コーピング、情動焦点型コーピングといったストレス対処法や、レスト（rest）、レクリエーション（recreation）、リラックス（relax）という「3つのR」が紹介されています[2]。こうした対処行動は、数日間の業務過多による疲れや解決可能なトラブルについては有効です。しかし、患者の死など、強い否定的な感情の経験や恒常的に緊張を強いられる業務にさらされる看護師のストレスに適用しようとしても

I　看護師のストレスとその対策

まくいかないことがあります。

　たとえば、医師からの納得できない指示、患者からの理不尽な要求、自分が努力しても解決できない患者の病状など、誰かに相談したり、自己主張をしたり、合理的に考えたり、身体を休めたりするだけでは、気持ちの整理がつきにくいものがあります。

レジリエンス

　つらく困難な状況を経験したときや緊張感が続く仕事を継続するには、ストレスに対処するだけでなく、ストレスを跳ね返し回復する力、すなわちレジリエンス（resilience）が必要となります。レジリエンスには、ストレスの対処行動を知っているだけでなく、対処行動のレパートリーから適切なものを選択できる力、困難な状況でも希望をもって問題に取り組む力、他者に働きかけ環境を変える力などの肯定的な資質が含まれます。

　レジリエンスの尺度を概観すると、レジリエンス指数[3]には、感情への気づきと制御、衝動のコントロール、現実的楽観性と思考スタイル、問題解決のための柔軟な思考、自己効力感と自己責任、共感性、リーチアウトという7つの能力が含まれます。日本の看護師を対象とした研究では、肯定的な看護への取り組み、対人スキル、プライベートでの支持の存在、新奇性対応力という4因子が得られています[4]。

　こうした研究から、レジリエンスには感情制御のスキル、対人的スキル、肯定的思考といった資質が含まれていることがわかります。レジリエンスは、ストレスやバーンアウトを低減する要因であり、その向上がメンタルヘルスの悪化予防につながるため、看護師のためのメンタルヘルス研修に取り入れられる事例も散見されます。

3 ／ポジティブ心理学

　本章では、ポジティブ心理学を職場と個人の活性化にどのように活用するのかについて説明していきます。失敗が許されない緊張感をもつと同時に患者に対しては温かい対応をする必要がある看護の仕事は、多くのストレスがかかります。ストレスへの耐性を高めるため、品性の強みを認識して、それを生かす方法を知っておく必要性について述べます。また、困難な状況におかれたとき、自己犠牲を当然と考えるのではなく、自分を大切にするセルフコンパッションという心のもちようを身につけることの有用性についても解説します。

　いずれも、従来のストレス対処法に加えて、知っておくべきセルフケア法だといえます。また、自分の強みを知ることや、コンパッションを自分にも他人にも向けて行動することは、患者－看護師の関係だけでなく、看護師－医師、看護師間などの職場全体の人間関係を改善し、パフォーマンスを上げることになります。

　ラインのケアとして、また職場の活性化のために、看護職の人材育成に導入することも考えられます。本章で取り上げる実践方法は、ポジティブ心理学のなかのほんの一握りの成果にすぎません。看護職においても、ポジティブ心理学の浸透、そして実践の広がりが期待されます。

2 セルフケアにポジティブ心理学を生かす

Mental Health

　看護現場のセルフケアにおいて、ウェルビーイングの改善に寄与する心理的要因を向上させることはたいへん重要です。レジリエンス以外にも、日頃どの程度自分の肯定的な側面を活用できているかも、肯定的な感情や幸福感などのウェルビーイングにかかわっています。

　ポジティブ心理学では、個人や社会の繁栄に寄与するような人間の肯定的な側面に注目し、それを伸ばすことを目的とした様々なポジティブ心理学介入（positive psychological intervention：PPI）が提唱されています（図Ⅲ-1）。そのなかでも、勇気、楽観性、忍

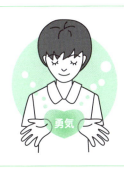

品性の強みに焦点を当て、
人間のポジティブな側面から
認知や行動を変容させようとする試み

● 図Ⅲ-1　ポジティブ心理学介入（PPI）

耐力、独創性、寛容さ、柔軟さ、愛他性、礼節、英知といった品性の強み（character strength）に焦点を当て、人間のポジティブな側面から認知や行動を変容させようとする試みが注目されています。

1 品性の強みとVIA-IS

ポジティブ心理学を提唱したセリグマンにより、24の品性の強みリストが作成され、測定尺度としてVIA-IS（Values in Action Inventory of Strengths）が開発されています。表Ⅲ-1[5]が、24の品性の強みとその項目例です。品性の強みには、知恵と知識、勇気、人間性、正義、節制、超越性という大項目があり、その下に24の小項目があります。

品性の強みは、以下の点を基準に考案されています。
- それを発揮することで、自分自身も他者も幸せになること
- 精神的、道徳的に価値があるものであること
- 誰かを傷つけることがないこと

このほかにも、反対語に望ましい特徴がないこと（例：柔軟性の反対語が安定性）、実際に外から観察できる個人の行動であること（例：合理性は行動に現れない場合がある）、ほかの強みと明確に区別できることも選択基準としてあげられています。

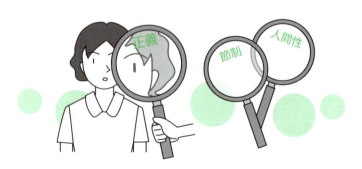

■ 表Ⅲ-1 品性の強みとVIA-ISの質問項目例

強み	VIA-ISの質問項目例
知恵と知識に関する強み	
(1) 創造性	私は、私の友人から新しい独特のアイデアをたくさんもっていると言われる
(2) 好奇心	私は、いつも、世の中に好奇心をもっている
(3) 向学心	私は、いつも教育的な催しのために自分から出かけて行く
(4) 柔軟性	必要に応じて、私は非常に合理的に考えることができる
(5) 大局観	私は、いつも物事をよく見て、幅広く情勢について理解している
勇気に関する強み	
(6) 誠実さ	私は、いつも約束を守る
(7) 勇敢	私は、強い抵抗にあう立場をとることができる
(8) 忍耐力	私は、いつも自分が始めたことはきちんと終わらせる
(9) 熱意	私は、人生を横から傍観者としてみているのではなく、それに全身で参加している
人間性に関する強み	
(10) 親切心	私は、この1か月以内に、隣人を自発的に助けたことがある
(11) 愛情	私は、ほかの人からの愛を受け入れることができる
(12) 感情的知性	私は、どのような状況であっても、それに合わせていくことができる
正義に関する強み	
(13) 公平性	私は、その人がどうであったかに関係なく、誰にでも平等に対応する
(14) リーダーシップ	グループ内では、私は、誰もが仲間であると感じることができるように気を配っている
(15) チームワーク	私は、グループの一員として、全力を出して働く

■ **表Ⅲ-1 品性の強みとVIA-ISの質問項目例 （つづき）**

節制に関する強み	
（16）寛容さ	私は、いつも過去のことは過去のことと考えている
（17）謙虚さ	私は、自分の業績を自慢したことはない
（18）思慮深さ	私は、いつも身体的に危険な行動は避けるようにしている
（19）自律心	私は、自分の食生活を健康的にコントロールするのに困ったことがない
超越性に関する強み	
（20）審美眼	私は、誰かの素晴らしさに触れると涙が出そうになることがある
（21）感謝	私は、いつも私の世話をしてくれる人たちにお礼を言っている
（22）希望	私は、いつも物事の良い面を見ている
（23）ユーモア	私は、笑わせることで誰かを明るくする機会があるとうれしい
（24）スピリチュアリティ	私の人生には、はっきりした目的がある

大竹恵子, 島井哲志, 池見 陽, 他（2005）. 日本版生き方の原則調査票（VIA-IS：Values in Action Inventory of Strengths）作成の試み. 心理学研究, 76（5）：461-467. より転載

▶ 2 ／ 品性の強みの生かし方

　自分の強みを自分で認識して、それを生かせるような仕事に従事すれば、ウェルビーイングが向上すると考えられます。24の強みは誰もがある程度はもっていると考えられますが、それが発揮されているか、いないかが重要です。もし自分の強みが「誠実さ」なら、それを発揮できる仕事に就いていれば、自分らしく振る舞えるし、仕事に取り組みやすくなり、充実感も得られます。

　VIA-ISの尺度で「創造性」や「リーダーシップ」の得点が低くても、「愛情」や「親切心」の得点が高い場合は、後者がその人の

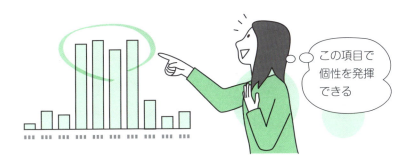

個性となり、そうした強みが発揮された場合にポジティブな感情を経験し、自尊感情が高まると解釈されます。逆に、その人がリーダーシップを必要とする役職に就いた場合は、職務にストレスを感じ、落ち込みやすい状態になり、ワークエンゲージメント*が低下すると考えられます。

3 品性の強みと職業満足感

強みは、それを簡単に無意識に発揮できるもので（easy）、それを発揮しているときにありのままの自分だと感じ（essential）、エネルギーがわいてきます（energized）。この3つのEが強みの特徴であり、それを活用することにより幸福感や職業に対する満足感（職業満足感）の向上が図られます[6]。

強みが職業満足感に関係することは、看護師を参加者として含む研究でも明らかにされています。看護師、医師、ソーシャルワーカー、臨床心理士、会社員、経済専門家など、様々な職業に就いている人を対象とした研究では、熱意、希望、好奇心、愛情、感謝が職業満足感に最も関係することが示されています[7]。

---

*ワークエンゲージメント（work engagement）：働く人と仕事との間のエンゲージメント（絆、愛着）であり、仕事に対してポジティブで充実している心理状態をいう。

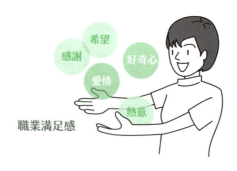

　セリグマンらによる介入研究[8]では、VIA-ISで得点化した強み得点の上位5つをフィードバックする群とフィードバックされた後に、さらにそれらの強みをこれまで使用したことがない方法で1週間活用するように教示した群を比較し、さらに感謝の手紙を書く群、その日にあった3つの良いこととその原因を記述する群、最高の状態の自分をイメージしてストーリーを考える群、小さい頃の思い出を毎晩書く群（プラセボ群）とも比較しました。

　その結果、強みの活用、感謝の手紙、3つの良いことを書いた群は幸福感が上昇し、抑うつを減少させる効果があり、強みをフィードバックするだけでは幸福感を上昇させるには十分ではないことが明らかになりました。すなわち、強みの介入方法には、自分の強みを認識し、それを自分の仕事にどのように活用するのかを考えることが含まれることが示唆されます。

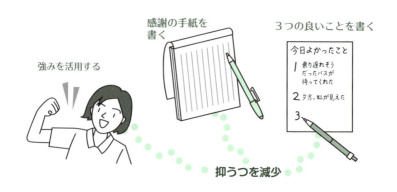

> Mental Health

3

看護に品性の
強みを生かす方法

1 ／ シグニチャーストレングスと看護師の強み

　「品性の強み」を生かすには、VIA-ISで得点化した強み得点の上位5つに注目して、それらを仕事で生かすことを考えるとよいでしょう。上位5つの強みを、自分の看板という意味で、シグニチャーストレングス（signature strength）といいます。強みのトレーニングでは、シグニチャーストレングスを絵に描いて、参加者同士で共有したりします。

　看護師の上位の強みは、「親切心」「愛情」「公平性」「向学心」「好奇心」というデータがあります[7]。自分のなかで上位の強みを特定した後は、自分の強みを生かしたときのエピソードやそのときの気持ちを思い出してみます。すると、ポジティブな気分になり、強みを生かす具体的な行動を思いつきやすくなります。まったく思いつかない場合は、「親切心」という言葉から離れて、自分の言葉に置き換えてみるとよいでしょう。強みを生かす行動が思いつかない場合、有名人でも身近な人でもよいので見本となるような人物を思い出し、どのような行動をとっているかを参考にします。

強みの生かし方は、人それぞれであり、正解はありません。強みを使ってみようという気持ちで、自分で思いついた行動を実行していくことが重要です。

　強みの生かし方には正解がなく、結果に良い悪いもありません。相手から、どのような反応が返ってくるかを期待するのではなく、自分のなかに生じてくるポジティブな感情に気づくだけでよいのです。これを繰り返すことで、仕事のなかで自分の強みを生かす機会がますます増え、ポジティブな感情が増進され、対人関係や仕事での満足感が上昇していきます。

2 ／ 強みを発展させる

　また、強みは変えられない特性ではなく、自分のなかで発展させることが可能なものです。仮に、「好奇心」という強みが仕事に必要と考えて、自分には不足していると感じたとします。その場合、自分の経験のなかで好奇心を発揮して行動できたことを、どんな些細なことでもよいので思い出し、今できそうなことをやってみるとよいでしょう。たとえば、新しい帰宅ルートを探索するなどは、好奇心が強くなくても実行できるでしょう。そうした好奇心を培う行動を積み重ねることで、自分の好奇心を開発することができます。

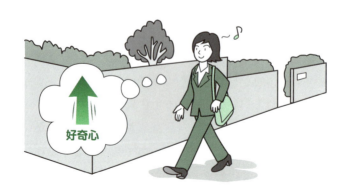

足りないと感じている強みの1つに注目して実践するのも、看護師として仕事をするうえで必要です。

3 ／ 強みが見つからない場合

仕事に自信を失っていたり、やる気がなくなっている人にとっては、強みは簡単に見つからないかもしれません。しかし、気づいていない強みを探索していくことは可能です。

強みが見つからない人は、信頼できる人に自分の強みを尋ねてみましょう。そして発見した強みがどんなふうに人の役に立つのかを考えてもらい、自分の価値ややりたいことの発見を促していきます。発見した強みを生かして「自分らしく」看護に従事することで、ポジティブな感情を維持することができるようになります。発見さえできれば、強みは簡単に無意識的に使えるものなので、ストレスをそれほど感じることなく仕事ができるようになり、自信が回復します。

4 ／ 強みを上手に使うコツ

看護師には、上位に「親切心」「愛情」という強みがありますが、その使い方には注意が必要です。表Ⅲ-2[6]の「親切心」の例として、「病院や老人ホームに立ち寄り、寂しい様子の人と話してもよいか聞く」とありますが、あまりに熱心に患者の話を聞こうとすると、それが強みであったとしても疲れてしまいます。仕事に強みが生かせるといっても、意識しすぎて過剰になってしまうと逆効果です。これは、強みの使い方が下手な例といえます。

■ 表Ⅲ-2　品性の強みの生かし方の例

強み	生かし方
知恵と知識に関する強み	
（1）創造性	● 今抱えている問題を1つ思い出し、解決策を2つ考える ● 言葉を使わずに解決策を表現し、誰かに伝える ● 無生物（クリップや爪切りなど）を意味のあるものとして、物語をつくる
（2）好奇心	● 異文化の食べたことのないものを食べる ● 新しい帰宅ルートを探索する
（3）向学心	● オンライン（ウェブサイト上）で、ガンジーの著作を読む ● 好きなテーマでインターネット検索をし、驚くような新しいトピックを見つける
（4）柔軟性	● 自分と異なる視点をもつ政治のプログラムに関心をもつ ● 自分と異なる人生観をもつ人（ベジタリアンなど）にいくつか質問する
（5）大局観	● 会話で最初はよく耳を傾けて、次に自分のアイデアや考えを共有するよう伝える ● 最も示唆に富む諺や格言を思い出し、その考えに忠実に生きる方法を1つ考える
勇気に関する強み	
（6）誠実さ	● 自分の内なる真実を表現する詩をつくる ● 真実の一部しか話したことのない家族や友人と会い、すべての詳細を話す
（7）勇敢	● 自分が興味のある分野のなかから1つ選び、新しい冒険や趣味に挑戦する ● 恐怖を感じる対象を考え、今すぐに直面するための小さな、健康的な行動をとる
（8）忍耐力	● 先延ばしにしている小さな計画を完了する ● 今日新しい目標を立て、起こり得る障害を2つあげ、それを克服する方法も考える

3 看護に品性の強みを生かす方法

■ 表Ⅲ-2 品性の強みの生かし方の例（つづき）

（9）熱意	● 自分なりのやり方でエネルギーを発散する（ベッドに飛び乗る、ヨガ、ストレッチ、子どもやペットと遊ぶなど） ● 印象的で鮮やかな衣服、靴、アクセサリーで活力を表現する
人間性に関する強み	
（10）親切心	● カフェで自分の後ろに並んでいる人のコーヒーやお茶を買ってあげる ● 病院や老人ホームに立ち寄り、寂しい様子の人と話してもよいか聞く
（11）愛情	● 気にかけている人に小さな贈り物（コーヒーのクーポンやお花など）を贈り、驚かせる ● 強みを使っている人を見たら、自分がその強みを大切にしていることを伝える ※他者を肯定する言葉は、愛を表現するための強力な力になる
（12）感情的知性	● ふだん挨拶程度の会話しかしない人（電話応対の人など）と会話を始める ● 欲求不満、落ち込み、緊張を、他者が理解できるような健康的で直接的な方法で表現する
正義に関する強み	
（13）公平性	● 気にとめていなかったり、嫌悪感を抱いている対象（人間や動物など）を探して、努力して公正に接する ● ふだんグループから除外されている人や新人を会話に加える
（14）リーダーシップ	● 仕事をするなかで、自分よりも強みを生かしている人と話す ● 自分が信じている大きな目標のために、グループをつくり導く
（15）チームワーク	● チームメンバーが示す強みを見つけ、感謝を表現する ● チーム内での過去のポジティブなやりとりを心のなかで再現して味わい、チームの会議で共有する
節制に関する強み	
（16）寛容さ	● 些細な問題やわだかまりを手放す ● 自分が間違いをすることを許す

■ 表Ⅲ-2　品性の強みの生かし方の例（つづき）

（17）謙虚さ	● ふだん自分が多く話したり共有したりする会話を、ほかの人が より多く話せるように配慮する ● 自分が葛藤していることや成長できる分野について、信頼でき る人からフィードバックをもらう
（18）思慮深さ	● ふだん容易に判断していることを、行動に移す前に1分間考え てみる ● どんな些細なことでも、1時間ごとにリマインダー（備忘録）に 計画を書きとめておく
（19）自律心	● イライラしたり緊張したとき、そのときしていることを中断し て、10呼吸数える ● 摂取した食べ物と飲み物をすべてモニターして、書きとめておく
超越性に関する強み	
（20）審美眼	● 外の美しい環境のなかで20分間立つ ● 非凡な才能によって生み出された音楽や歌を聴き、その才能 に驚嘆する
（21）感謝	● ふだんは感謝しないが、それに値すると思う人に「ありがとう」 を伝える ● サプライズで、机の上に付箋を貼って感謝を伝えたり、メール で感謝を伝える
（22）希望	● 自分が抱えている問題や葛藤を考え、落ち着けるような楽観 的で現実的な考えを書きとめる ● 希望のメッセージをくれるような映画を見て、そのメッセージ を自分の人生に適用する方法を考える
（23）ユーモア	● 誰かの前で自発的に遊び心のあることをする（馬鹿なことを言 う、身体を奇妙にゆがめる、面白い話やジョークを言う） ● これまでに見たことのないお笑い番組を見て、笑う
（24）スピリチュ アリティ	● 自分が信じているものとは別の宗教や精神世界に関する本を 読んで、それぞれの中心的なメッセージの類似点を探す ● 神聖さを感じさせるものを机の上に置いて、5分間目を閉じて つながってみる

Niemiec RM（2017）. Character Strengths Interventions：A Field Guide for Practitioners. Hogrefe & Huber Publishing. より作成

3　看護に品性の強みを生かす方法

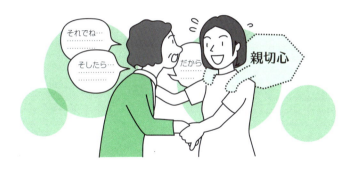

　強みを上手に使うには、無理なく無意識で使える程度にしておくことがコツです。また、強みを発揮したことを味わう余裕をもつことも大切です。ポジティブな感情を経験しても、それに気づく時間がなければ、意識上は経験しなかったことと同じです。むしろ、親切な行動をとったことによる疲れが残り、ストレスに感じてしまうことになりかねません。

　表Ⅲ-2[6]の「愛情」の例にある「小さな贈り物」についても、見返りを期待して贈ったり、贈りたくないのに無理に贈ったりしたら、それは見せかけの愛情を無理やりつくり出したことになり、むしろ苦痛を生みます。自分が贈り物をしたいという気持ちに気づいたときに、それを発揮してみる、という自然な感情に従う姿勢が重要です。この実践には、後述するマインドフルネス*の態度の醸成が必要となります。

---

*マインドフルネス（mindfulness）：1979年にカバット・ジン（Kabat-Zinn J）が創設した瞑想とヨガを基本とした治療法。認知行動療法に取り入れられている。「マインドフルネス瞑想」参照。

4

> Mental Health <

看護の仕事に
マインドフルネスとセルフ
コンパッションを生かす

　看護の仕事を続けていくためには、強みを生かす以外にストレスをうまく処理するセルフケア能力も必要となります。ストレス対処行動には、他者に相談する、休息をとる、レクリエーションを行う、深呼吸などのリラクセーション、健康的な生活習慣を維持することなどがあります。こうした対処行動の多くは科学的に実証されているものであり、仕事を続けていくうえでまず身につけるべきものです。

　一方で、看護の仕事には人命がかかわり失敗が許されないもの、努力が報われないもの、不規則な勤務環境など、ストレス負荷が大きいものがあり、一般的なストレス対処行動では対応できないものが多くあります。時には、患者の死と直面し、深い悲しみや無力感に襲われることもあるでしょう。感情的に混乱した状態だと、リラクセーションをしても、合理的に考えようとしても、何かほかのことで気を紛らわせようとしても、うまくいかないことがあります。

　このような深い悲しみや自責の念を感じたときには、自分の傷ついた心や疲れに気づき、自分自身に慈しみの気持ちを向けるセルフコンパッション（self-compassion）が必要となります。

1 / コンパッションとは

　マインドフルネス（mindfulness）とセルフコンパッションによる介入は、様々な対象者でウェルビーイングに寄与することがわかっており、看護師を対象とした研究でもコンパッションの上昇とストレスの低減が報告されています[9]。

　セルフコンパッションを理解する前に、まず困っている他者に向けられるコンパッションについて考えてみます。困っている人を見たら、その人の立場に共感し、見返りを考えることなく、助けてあげたいという気持ちが生じます。そうした無条件の思いやりの気持ちがコンパッションです（図Ⅲ-2）。

　コンパッションは、親しい人や好きな人に対して日頃から経験している感情です。親しい友人や好きな人が悩んでいたら、その人を批判したりせず、どんな話の内容でも受け入れ、良いところに目を向け、優しい言葉をかけながら話を聞いてあげようとするでしょう。相手が「自分だけがひどい目にあっている」という感覚に陥っていたら、その人と自分自身またはその他大勢の他者も同じような悩みをもっていることを共有します。そして相手と自分またはその

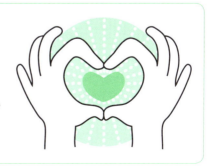

困っている人を見て、
その人の立場に共感し、
見返りを考えることなく、
助けてあげたいという気持ちが生じる。
そうした無条件の思いやりの気持ち

● 図Ⅲ-2　**コンパッションとは**

他大勢の他者との人間としてのつながりを再認識します。看護師にとっては、患者とのやりとりにおいて日々経験している感情かもしれません。

2 ／ セルフコンパッションの構成要素

　他者に対してはコンパションが向けられても、自分が困難なことに直面したときは、否定的な感情をコントロールしようとして混乱し、自己批判的になり、自分だけが苦労していると考えることがあります。セルフコンパッションは、否定的な感情に気づき、批判することなく受け入れ、自分に優しい気持ちを向け、その経験がほかの人にも共通していることを認識する、心のありようとされます[10]。

　セルフコンパッションのポジティブな側面と、それに対比されるネガティブな側面を表Ⅲ-3に示します。ポジティブな側面、ネガティブな側面はそれぞれ３つずつあり、26項目からなる尺度もあります[10],[11]。

■ 表Ⅲ-3　セルフコンパッションの構成要素

困難へのポジティブな反応	困難へのネガティブな反応
●自分への優しさ 自分の良いところに目を向けて、優しい言葉をかける	●自己批判 自分のできなかったところに注目し、厳しい言葉をかける
●マインドフルネス 自分の感情を偏りなく広く受け入れ、バランスのとれた見方をする	●過剰な同一化 否定的な感情に圧倒され、頭のなかが混乱してしまう
●共通の人間性 完璧にできなくても、多くの人も同じように完璧ではないことを認識する	●孤独感 ほかの人は自分と同じ苦労はしていないと考え、自分だけが孤立していると感じる

3 ／ セルフコンパッションの実践方法

マインドフルネス瞑想

セルフコンパッションの実践方法について、仕事中に大きな失敗をした状況で考えてみます。大きな失敗をした後は、「なんて馬鹿なことをしたんだ、自分のせいだ」などの自己批判的な考えが浮かびやすくなります。そして、自分の悪いところばかりに目が向き、「あのときも同じ間違いをした」など証拠探しが始まって、やる気がなくなってしまいます。こうしたときは、呼吸の動きによって生じてくる自分の身体感覚に気づくマインドフルネス瞑想から始めます。

マインドフルネスとは、今現在の感覚、感情、思考を判断することなく、ありのまま受け入れることと定義されます。大きな失敗をした後には、不安や悲しみ、怒りなど、様々な感情がわき起こっているでしょう。リラックスした姿勢で2、3回深い呼吸をした後、一つひとつの感情が生じているのに気づき、「悲しみ」「悲しみ」「悲しみ」とわき起こってくる感情にラベルを付けて手放していきます（**図Ⅲ-3**）。わき起こった感情に対して「ああ、そこにいたんだね。気づいてあげられたよ」と優しく受け入れて、それから手放していくやり方もあります。

言葉にならない感覚のような感情の場合は、必ずしも言語化する必要はありません。呼吸による下腹部の膨らみと縮みに意識を向けながら、感情の流れを探索し、身体が硬くなるような感覚や冷たくなるような感覚など、様々な身体感覚に気づいて、それを受け入れ、変化を探索していきます。

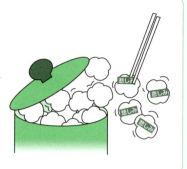

リラックスした姿勢で2、3回深い呼吸をした後、
一つひとつの感情が生じているのに気づき、
「悲しみ」「悲しみ」「悲しみ」と
わき起こってくる感情にラベルを付けて
手放していく

● 図Ⅲ-3　マインドフルネス瞑想

　最後に、心地良さを感じる身体の場所に意識を向けて、瞑想を終えます。

慈悲の瞑想

　感情の変化を受け入れていくと、過去の振り返りや将来の悲観的予測など否定的思考がストップして、心が平静さを取り戻していきます。しかし、批判的な自分自身が批判をやめず、激しい自己批判が繰り返されることもあります。困難な状況で自分の感情を受け入れるためには、優しさ、愛情、寛容さといったポジティブな感情を高めていく必要があります。そのための方法として、慈悲の瞑想があります（表Ⅲ-4）。

　最初に、自分の良いところを思い出し、自分がして良かったことなどを思い出します。そこからイメージを膨らませ、自分の良いところも、失敗もしてしまうことがある不完全な部分も受け入れて、幸せを願ってくれる、最も親しい友人のような自分自身をイメージします。この自分自身のことを、慈しみをもった自分自身（compassionate self）といいます。慈しみをもった自分自身は、

■ 表Ⅲ-4　慈悲の瞑想のフレーズ

カテゴリー	フレーズの例
安全	● 私が安全でありますように ● 私が安全に暮らせますように
幸福	● 私が幸せでありますように ● 私が幸せで、安穏でありますように
健康	● 私が健康でありますように ● 私の心と身体がリラックスし、やすらぎで満たされますように
心の平安	● 私の悩み苦しみがなくなりますように ● 私が困難を忍耐、勇気、理解をもって乗り越えられますように

「私」は、恩人や親しい人に対しては「あなた」や名前、生きとし生けるものに対しては「生きとし生けるもの」に変えて使用する。フレーズの内容は、その対象に合わせて変えてよい。

親友が困っているときに話を聞いてあげている、優しさにあふれた自分自身です。その自分自身から、困っている自分自身に慈しみの言葉をかけて、包み込んでいきます。

　代表的なフレーズとしては、「私が安全でありますように、私が幸せでありますように、私が健康でありますように、私の悩み苦しみがなくなりますように」があり、一呼吸ごとに一つのフレーズをゆっくりと丁寧に繰り返します（図Ⅲ-4）。フレーズで優しく自分自身を包むようにイメージしていきます。そうして、優しさに包まれた感覚から、傷が癒え、前向きな気持ちが生まれてきます。同時に、自分がまた安全や幸せ、健康を願って生きていってよいことにも気づくことができます。

　慈悲の瞑想は、自分自身だけでなく、感謝し尊敬している恩人、親しい友人、生きとし生けるものすべてを対象として実践します。様々な対象に慈しみを向けることで、自分も他人も同じように幸せ

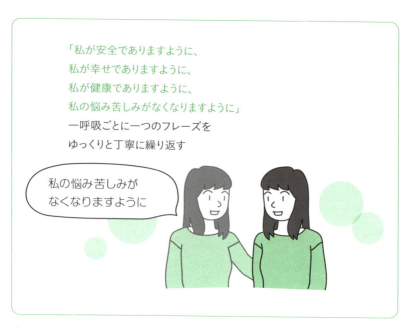

● 図Ⅲ-4　慈悲の瞑想

を願っていること、また同じように失敗をしてしまう不完全な部分があり、悩みや苦しみを他者と共有していることに気づくことができ、孤独感からも解放されます。

> Mental Health <

5

援助が困難な場面での
セルフコンパッション
の活用

　前節では大きな失敗をしたときの例をあげましたが、看護の仕事には、患者の痛みをどうしようもできないときなど、自分に瑕疵がなくてもやりきれない思いをすることがあります。ベナー[12]によれば、看護の援助役割として「痛みやひどい衰弱に直面した際、安楽にし、その人らしさを保つ」があります。同時に「癒しの雰囲気づくりをして、癒しへの意欲を高める」「存在する、患者とともにいる」という役割の重要性も説かれています。

　しかし、そうした場面ではどうしても頭が混乱して冷静でいられなかったり、その場では感情を押し殺すことができても、後になって後悔や自責の念にさいなまれたり、時にはフラッシュバック*が起こり再体験を繰り返すケースもあります。

　そうしたとき、混乱せず、疲れたりせず、癒しの雰囲気をもった自分でいられるようになるには、セルフコンパッションを培っていくことが必要であり、同時に他者へのコンパッションも実践していきます。フラッシュバックによる否定的な感情は扱いにくいため、

---

*フラッシュバック（flashback）：過去の外傷的体験の記憶が、あるきっかけで突然再発すること。

前節で紹介したマインドフルネス瞑想と慈悲の瞑想を何度も実践してから、以下の実践に取り組んでください。

1 ／ 共感的反応への対応

　痛みに苦しむ患者を目の当たりにしたとき、またその患者のことが頭から離れないとき、どうしても共感して自分も患者と同じような感情、すなわち悲しみや絶望感、死の恐怖を体験することがあります。こうした共感的反応は自然な感情ですが、体験の否定的な部分だけに注目した状態です。こうした場面でも、マインドフルネス瞑想と自分への慈悲の瞑想を実践すると、体験の肯定的な側面にも目が向き、自分を癒すことができます。

　慈悲の瞑想のフレーズは前述のものでもよいのですが、「私がこの悲しみを受け入れ、乗り越えられますように」「私がこの経験を今後に生かせますように」「私がどこにいても、穏やかで慈しみの心で患者さんと接することができますように」など、経験に合わせてアレンジしてもよいでしょう。患者を前に、または会う直前にそうしたフレーズを頭の中で繰り返します。フラッシュバックが頭をよぎったときは、すぐに「思考」や「記憶」として気づくだけにして距離をおき、自分の良いところ、して良かったことを思い出し、マ

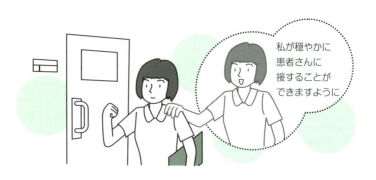

インドフルネス瞑想に戻って、心が平静になるまで待って、それから慈悲の瞑想に戻るようにします。あせらずに、何度もこの手続きを繰り返します。

2 ／ 患者へのコンパッション

　自分自身が暖かい気持ちで満たされてきたら、次は患者にコンパッションを向けていきます。頭に浮かぶ患者でもよいし、難しいと感じたら困っている人をイメージしてもよいでしょう。一呼吸ごとにその人の苦しみを身体のなかに入れ、「あなたが幸せで安寧でありますように」「あなたが苦しみから解放されますように」などのフレーズで苦しみを浄化し、吐いた呼吸でその人を包み込むようにイメージします。

　フレーズを繰り返していくと、相手の幸せを願い、苦しみを取り除きたいという純粋な気持ちで満たされ、前向きな感情が戻ってきます。ここでも、フラッシュバックが生じる可能性がありますが、それもそのまま「思考」や「記憶」と気づき、反応しないようにします。どうしてもフラッシュバックが生じる場合は無理をせず、マインドフルネス瞑想や、恩人や親しい人を対象とした慈悲の瞑想をしてもよいでしょう。

　こうした実践を積み重ねることで、慈しみの力が培われて、難しい感情を体験したときにも慈しみの力を使えるようになります。

第IV章

看護管理者が行う
メンタルヘルスサポート

> **Mental Health**

1 看護管理者が行う メンタルヘルスサポート の範疇

　近年、看護現場においては、新人看護師や中途採用の看護師、異動した看護師の適応障害やうつ病、発達障害、パーソナリティ障害*など、様々な疾患に配慮した対応が求められています。特にうつ病については、従来型のうつ病や、近年注目を浴びる現代型うつ病、非定型うつ病など、同じうつ病といっても異なる対応が必要です。疾患について正しく理解し、その特徴に合わせた介入をしていかなくてはなりません。

　また、失恋や家族の問題という個人的な事情から不調を引き起こすことも多いため、看護管理者がどこに焦点を当ててサポートするのか、またはサポートする必要があるのか、判断に迷う状況だと考えています。

　図Ⅳ-1は、職場のメンタルヘルスサポートを考えるうえで、○で示している部分は看護管理者や教育担当者が直接介入する箇所、◌で示している箇所は間接的に介入する箇所を示しています。つま

---

*パーソナリティ障害：認知、感情性、対人関係機能、衝動の制御などにおいて、その人の所属する文化の平均より著しく偏っていて、自分や周囲の人を悩ませている状態。

I　看護管理者が行うメンタルヘルスサポートの範疇

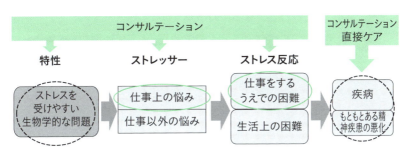

● 図Ⅳ-1　**ラインのケアでかかわるメンタルヘルスサポートの範疇**

り、◌の箇所を理解したうえで、○に介入するという考えです。

　また、緑色で示した部分は、産業保健スタッフや精神看護専門看護師のかかわる部分です。ケースの理解を促すなど、看護管理者にコンサルテーションという形でかかわります。困難なケースの場合は、直接ケアでかかわることもあります。ケースに直接かかわりながら看護管理者と連携することもありますし、コンサルテーションで間接的にかかわりながら連携することもあります。

　看護管理者や教育担当者は、かかわらなくてはならない部分がどこか、どの部分を連携するのかについて理解してください。

　以下、適応障害、うつ病、現代型うつ病、非定型うつ病、発達障害、惨事ストレスを取り上げ、看護管理者が行うメンタルヘルスサポートを記述します。

2 Mental Health

適応障害

> 1 ／ 適応障害とは

　適応障害とは、国際疾病分類（ICD-10）*によると、「ストレス因により引き起こされる情緒面や行動面の症状で、社会的機能が著しく障害されている状態」[1]と定義され、ストレス因とは「重大な生活上の変化やストレスに満ちた生活上の出来事」[1]を指し、個人の問題から災害など様々なストレッサーがあります。

　適応障害は、ある特定の状況や出来事が、その人にとってつらく耐えがたいと感じられたときに、憂うつな気分や不安感が強まるなどの心理面の反応や、無断欠席や遅刻、けんかなどの行動面の反応が現れます。ストレスとなる状況や出来事がはっきりしているのが特徴で、その原因から離れると、症状は次第に改善していきます。

---

*ICD-10（International Statistical Classification of Diseases and Related Health Problems-10：疾病および関連保健問題の国際統計分類第10版、2013年版）：WHO（世界保健機関）が公表している国際的な死因および疾病統計に使用されている分類方式。1900年から約10年ごとに改訂されている。2018年にICD-11が公表された。

また、一度症状が改善し適応した後は、同様のストレッサーで適応障害になることはないともいわれています。しかし、ストレッサーから離れられない状況では、症状が慢性化することもあります。

ICD-10では、「発症は通常生活の変化やストレス性の出来事が生じて1カ月以内であり、ストレスが終結してから6カ月以上症状が持続することはない」[2]とされていますが、慢性的なストレスにさらされている場合は、ストレス反応は慢性的に経過します。

適応障害と診断された人のうち、40%以上の人が5年後にうつ病などの診断名に変更されているという報告があります[3]。つまり、適応障害は正常からうつ病の間の状態、あるいは重篤な病気の前段階の可能性があると考えられます。

しかしながら、実際はわがままなのかパーソナリティ障害なのか、うつ病のバリエーションなのかわからないケースも多いようです。

▶ 2 ／ 適応障害の診断基準

適応障害は、DSM-5* において**表Ⅳ-1**[4] のように診断されます。

適応障害には、以下のように急性、持続性（慢性）などがあります。

● **急性**：その障害の持続が6か月未満。

● **持続性（慢性）**：その障害が6か月またはより長く続く。

また、適応障害のタイプには、以下があげられています。

● **適応障害、抑うつ気分を伴う**：優勢にみられるものが、落ち込み、涙もろさ、または絶望感である場合。

● **適応障害、不安を伴う**：優勢にみられるものが、神経質、心配、

---

*DSM-5（Diagnostic and Statistical Manual of Mental Disorders, 5th Edition：精神疾患の分類と診断の手引き第5版）：アメリカ精神医学会が公表している精神疾患の分類と診断基準。

■ 表Ⅳ-1 適応障害（DSM-5）

A．はっきりと確認できるストレス因に反応して、そのストレス因の始まりから3カ月以内に情動面または行動面の症状が出現

B．これらの症状や行動は臨床的に意味のあるもので、それは以下のうち1つまたは両方の証拠がある

  （1）症状の重症度や表現型に影響を与えうる外的文脈や文化的要因を考慮に入れても、そのストレス因に不釣り合いな程度や強度をもつ著しい苦痛

  （2）社会的、職業的、または他の重要な領域における機能の重大な障害

C．そのストレス関連障害は他の精神疾患の基準を満たしていないし、すでに存在している精神疾患の単なる悪化でもない

D．その症状は正常の死別反応を示すものではない

E．そのストレス因、またはその結果がひとたび終結すると、症状がその後さらに6カ月以上持続することはない

日本精神神経学会(日本語版用監修), 髙橋三郎, 大野裕(監訳)(2014). DSM-5精神疾患の診断・統計マニュアル. 医学書院, p.284-285. より転載

過敏、または分離不安である場合。

- ●適応障害、不安と抑うつ気分の混合を伴う：優勢にみられるものが、抑うつと不安の組み合わせである場合。

- ●適応障害、素行の障害を伴う：優勢にみられるものが、素行の異常である場合。

- ●適応障害、情動と素行の障害の混合を伴う：優勢にみられるものが、情動的症状（例：抑うつ、不安）と素行の異常の両方である場合。

- ●特定不能の適応障害：適応障害のどの特定の病型にも分類できない不適応的な反応である場合。

▶3 看護現場における適応障害の看護師に見受けられる反応

適応障害の看護師には、以下の変化がみられます。

2　適応障害

- **精神面の変化**：気分の落ち込み、涙もろさ、意欲低下などの抑うつ気分や焦燥感、神経過敏、緊張、怒り、不安など。
- **身体面の変化**：動悸、下痢、腹痛、悪心・嘔吐、めまいなど。

以上の変化に加えて、職場での活動にも弊害が生じるため、職場の人とコミュニケーションがとれず、仕事の報告ができなくなることがあります。

たとえば、血圧計を持ったまま、ベッドサイドに行くことができず、いつまでもナースステーションで立ちすくんでいる場合があります。また、達成度が低く、いつまでも仕事が終わらない、あるいはミスを起こしたりします。朝起きたとき吐き気が強く、仕事に行こうと思うけれども行けない人や、職場の建物を見て過換気*となる人もいます。白衣に着替えることができても病棟に入ることができない人、病棟に来ても苦手な先輩看護師がいると動けなくなる人もいます。

▶ 4 ／ 適応障害の看護師への対応

適応障害は、正常とうつ病の間のような状態なので、基本的には環境調整がメインの介入となります。不安が強い場合や睡眠障害がある場合は、内服治療を行うこともあります。

適応障害の看護師への対応としては、ストレッサーとなっている特定の刺激から一時的に離すことが必要になります。「刺激から離す＝安易に休ませる」ということではありません。安易に考えて、とりあえず休ませるという処置では、職場に復帰することができなくなり、離職につながることもあります。

---

*過換気：不安状態や精神的な侵襲など心因性の原因によって、発作的に呼吸困難を訴え過換気となり、アルカローシスをきたす。

（1）業務量の調整

　ストレッサーが、業務量が多い（忙しすぎる）病棟である場合は、業務量を調整したり、夜勤を減らすなどの調整が必要になります。具体的には、まずは本人のストレス対処力を強化するなどのセルフケアを促し、精神面の反応や身体面の反応が強い場合は、業務量を調整します。

（2）人間関係の調整

　先輩看護師からの強い叱責やハラスメントがストレッサーとなっている場合、原因となっている先輩看護師との仕事を調整します。まず勤務時間帯が一緒にならないよう、勤務調整を一定期間行います。その際、一定期間の処置であることを伝えます。その後、ストレッサーとなっている先輩看護師と再び仕事をすることで、特定のストレッサーを克服できるようにサポートしていくことが重要です。

（3）発達障害への対応

　近年、ストレス反応を強める個人の特性として、本人の発達障害（その傾向も含む）があげられています。相手の気持ちがわかりにくい、多重課題が苦手、仕事を再開しにくいなどにより仕事の量をこなせず、また仕事の質を求めると強いストレスを与えることになります。

　適応障害は従来、ストレッサーを除去することで改善していきますが、発達障害がある場合、適応障害が改善されても仕事ができるようにならないことがあります。そのような場合は、本人の特性に応じた対応をしない限り、改善していきません（「4　発達障害」参照）。

> Mental Health

3

うつ病、現代型うつ病、
非定型うつ病

1 ／ うつ病（大うつ病性障害）

　憂うつ、気分が落ち込んでいると感じる状態を抑うつ状態といいます。うつ病とは、抑うつ状態がある、楽しめていたものが楽しめなくなる、あるいは興味がわかないという程度が重く、また一定期間以上持続している場合をいいます（**図Ⅳ-2**）。

　うつ病は、その症状の現れ方で大きく２つに分類されます。抑うつ状態だけが起こるタイプのうつ病（大うつ病性障害）と、抑うつ状態と躁状態の両方が起こる双極性障害です（**図Ⅳ-3**）。本書では、双極性障害についての説明は割愛します。

　またうつ病には、従来からあるうつ病のほかに、近年注目を浴びる現代型うつ病や非定型うつ病とよばれるものがあります。

うつ病の診断基準

　表Ⅳ-2[5)] は、DSM-5のうつ病/大うつ病性障害（従来からあるうつ病）の診断基準です。

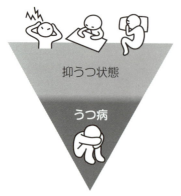

● 図Ⅳ-2 うつ病と抑うつ状態

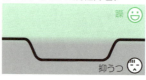
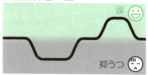
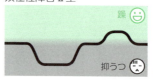

● 図Ⅳ-3 うつ病の現れ方

看護現場におけるうつ病の看護師に見受けられる反応

　看護現場でよくみられる症状には、気分の落ち込み、涙もろさ、意欲低下などの抑うつ気分と、思考がまとまらない、計算ができない、文章がまとまらないなどの認知機能の低下、下痢、腹痛、悪心・嘔吐、微熱、めまいなどの身体症状を呈します。うつ病と診断されるほどの症状においては、周囲の目から見ても、「最近表情が暗い」「あれ？　大丈夫かな？」と思うような状況が見てとれます（表Ⅳ-3）。

　勤務状態も遅刻や欠勤が増え、集中力の低下、能率の低下、ミスが増える、協調性の低下、もめごとの増加、孤立など、対人関係も

3　うつ病、現代型うつ病、非定型うつ病

■ 表Ⅳ-2　うつ病／大うつ病性障害（DSM-5）

A．以下の症状のうち5つ（またはそれ以上）が同じ2週間の間に存在し、病前の機能からの変化を起こしている。これらの症状のうち少なくとも1つは（1）抑うつ気分、または（2）興味または喜びの喪失である。

（1）その人自身の言葉（例：悲しみ、空虚感、または絶望を感じる）か、他者の観察（例：涙を流しているように見える）によって示される、ほとんど1日中、ほとんど毎日の抑うつ気分

（2）ほとんど1日中、ほとんど毎日の、すべて、またはほとんどすべての活動における興味または喜びの著しい減退

（3）食事療法をしていないのに、有意の体重減少、または体重増加（例：1カ月で体重の5％以上の変化）、またはほとんど毎日の食欲の減退または増加

（4）ほとんど毎日の不眠または過眠

（5）ほとんど毎日の精神運動焦燥または制止

（6）ほとんど毎日の疲労感、または気力の減退

（7）ほとんど毎日の無価値観、または過剰であるか不適切な罪責感（妄想的であることもある。単に自分をとがめること、または病気になったことに対する罪悪感ではない）

（8）思考力や集中力の減退、または決断困難がほとんど毎日認められる

（9）死についての反復思考（死の恐怖だけではない）、特別な計画はないが反復的な自殺念慮、または自殺企図、または自殺するためのはっきりとした計画

B．その症状は、臨床的に意味のある苦痛、または社会的、職業的、または他の重要な領域における機能の障害を引き起こしている

C．そのエピソードは物質の生理学的作用、または他の医学的疾患によるものではない

D．抑うつエピソードは、統合失調感情障害、統合失調症、統合失調症様障害、妄想性障害、または他の特定および特定不能の統合失調症スペクトラム障害および他の精神病性障害群によってはうまく説明されない

E．躁病エピソード、または軽躁病エピソードが存在したことがない

日本精神神経学会（日本語版用監修），髙橋三郎，大野裕（監訳）（2014）．DSM-5精神疾患の診断・統計マニュアル．医学書院，p.160-161．より転載

■ 表Ⅳ-3 抑うつ状態の症状

精神症状	気分の落ち込み、涙もろさ、意欲低下などの抑うつ気分、物事に対する興味の消失、孤立している感覚、劣等感、自信喪失、悲観的になる、不安症状など
思考面	思考がまとまらない、計算ができない、文章がまとまらないなどの思考の緩慢・遅滞・中断、注意・集中の困難、悲観的、絶望的、貧困妄想、心気妄想、罪業妄想、自殺念慮など
身体面	食欲減退（増加）、体重減少（増加）、頭痛、下痢、腹痛、悪心・嘔吐、微熱、めまい、性欲減退、無月経
行動面	遅刻や欠勤が増える、ミスが増える、協調性の低下、もめごとの増加、意思決定ができない、自宅にこもりがちで休みの日はずっと横になっている、自宅から出ない、口数が少なくなる、自殺企図など
睡眠	入眠障害、中途覚醒の増加、早朝覚醒、熟眠感の減少

悪化します。睡眠時間や生活時間が不規則になることで、身だしなみを整えることができない、食事が摂れないなど、セルフケアを営めなくなります。

うつ病の看護師への対応

　看護師のメンタルヘルスを扱う場合に注意しなくてはならないことは、看護管理者や教育担当者は、うつ病患者の看護をする存在ではないということです。あくまでもうつ病の部下（職員）が、再び仕事ができるように支援するということです。つまり、仕事上のストレスが原因でうつ病になった場合、その原因と、仕事上で現れているストレス反応に直接的にかかわるということが重要です。

　うつ病への対応は、①薬物療法、②精神療法、③休養の3つの柱がありますが、ここでは、いわゆるうつ病の看護について論じるのではなく、看護師のメンタルヘルスサポートで重要なことについて記載します。

（1）薬物療法

　抗うつ薬など処方された薬を確実に服薬すること、自己判断で服薬をやめないこと、副作用が強い場合は医師に相談することなど、処方どおりに服薬をしているか確認します。看護師のなかには、自己判断で服薬しない人や、量を調整する人がいます。そのため、処方どおりに服薬できるようにセルフケアを支援する必要があります。

（2）精神療法

　治療的なアプローチとしては、支持的精神療法、抑うつ状態の原因となっている出来事に対する問題解決的なアプローチ、ストレス反応を弱めるための心理教育、ストレス反応を強める考え方の癖に対する認知行動療法などを行います。看護管理者などが具体的にできる方法としては、抑うつ状態の原因が仕事上の問題である場合、その原因が減少するように環境を調整します。具体的には、人間関係の修復であったり、関係性が悪い場合には一時的に離したりします。また、本人が、様々なプレッシャーを乗り越えられるように支援します。その際、1人で対応させずにペアで行わせながら、もう一度できるように支援していきます。

　ストレス反応を強める考え方の癖に対しては、まず当事者が自覚できるように支援し、看護管理者や教育担当者などが別の見方を示していくというかかわりをします。

（3）休　養

　うつ病の診断を受けて休職となった場合には、当事者が十分に休めるように支援します。病棟スタッフは、良かれと思って、当事者が受け持っている患者の情報や今病棟で起こっていることを連絡したりします。しかし、それは休んでいる人にとって非常にストレスフルな出来事になります。病棟からの連絡は師長からのみとし、同僚は不必要な連絡をしないようにします。特に新人看護師の場合は、LINEのグループなどがあり、今同僚がどのような課題を与え

られ、何をしているのかが逐一わかってしまいます。いったんグループから退会するように促し、新人看護師間での不必要なやりとりはさせないことが重要です。先輩や同僚が、良かれと思ってSNSでメッセージを送ることもありますが、「迷惑をかけている自分」という認識を強め、心理的負担を与えることもあります。そのため、当事者に「あなたがゆっくり休めるように病棟からの連絡は一本化する」ということをきちんと伝えます。ほかのスタッフにもどのような対応をするのか方針を示しておくと、当事者も安心して休職することができます。

▶ 2 ／ 現代型うつ病、非定型うつ病

　日本における「現代型うつ病」は、1970年代からいわれ始めた疾患概念です。精神科医の広瀬が、20歳代前半までは周囲から庇護されて葛藤がない、ちょっとした困難状況をきっかけに挫折、ずるずるうつ状態が続き、なかなか復職しないうつ病像を特徴とした一群を逃避型抑うつと名づけました[3]。その後、現代型うつ病[6]、未熟型うつ病[7]、そして樽味[8]が成人期後期〜30歳代のうつ病像で、回避的な傾向が強く、不全感と倦怠感が前面に現れ、どこからが病気で、どこからが生き方（人格）かが不明であることを特徴とした一群をディスチミア親和型と名づけました。2005年に論文が出て以来、アカデミズムのみならず一般社会に急速に広まった名称となりました。これらの類型をまとめて「現代型うつ病」というようになりました。

　一方で、日本うつ病学会では、従来の典型的なうつ病の診断基準に当てはまらないうつ病を「非定型うつ病」といい、抑うつ障害のうち、有意の体重増加または食欲増加、過眠、鉛様の麻痺（手や足の重い、鉛のような感覚）、対人関係上の拒絶に過敏などの特定の

症状を有するうつ病と定義されています[9]。その特徴は、若年者に多く、全体に軽症で、訴える症状は軽症のうつ病と判断が難しいのが実情です。仕事では抑うつ的になる、あるいは仕事を回避する傾向がありますが、余暇では楽しく過ごせます。仕事や学業上の困難をきっかけに発症する場合が多いとされています。

現代型うつ病および非定型うつ病の病前性格としては、成熟度が低く、規範や秩序あるいは他者への配慮が乏しいことに加えて、自責感に乏しく他罰的で、単なるわがままなのか病気なのか区別が難しいとされています。抗うつ薬も効きにくく、根本的な原因が本人の性格や人格形成の未熟性によると考えられているため、看護管理者を悩ませています。

 ## 看護現場における現代型うつ病、非定型うつ病の看護師に見受けられる反応

職場では、倦怠感や虚脱感、疲れやすさが前面に出て、連休明けや月曜日に仕事を欠勤しがちです。そして、仕事中は能率が悪くさえない表情をしていますが、週末は外出するなど気晴らしができます。プライドが高く、人の評価を気にする傾向があります。自分がうつ病になったのは「職場のせい、職場の人が悪いせい」と他罰的です。加えて、受診することに抵抗感が少ないので、周りの人が欠勤の理由になると思えない状態でも病気休暇の診断書を提出することがあります。

 ## 現代型うつ病、非定型うつ病の看護師への対応

(1) 疾患の理解

まず、大切なことは、周囲の人が病前性格や症状を理解すること

から始まります。つまり、「仕事には行けないがプライベートの活動はできる」ということが一つの特徴です。診断書を提出する際に、美容院やネイルサロンで外見をきれいに整えていたりするため、同僚や先輩看護師は批判的にとらえがちです。しかし、余暇活動はできるということが特徴であり、回復のためにもできる活動は推奨していく必要があります。そのため、一緒に働く看護師がこうした特徴を理解し、共通認識をもってかかわることが、第一となります。

（2）接し方の工夫

　また、病前性格として自己愛が強く未熟な人格であるため、ちょっとした仕事の成功を「よく頑張ってきたね」「1週間前と比べるとここは良くなってきたね」などとほめて、成功体験を積み重ねていく必要があります。こうした話を研修会ですると、参加者に「調子に乗るからやりたくない」と言われます。しかし、調子に乗って仕事ができるのであれば、それは理にかなったかかわりだと思います。

　看護管理者や中堅看護師は、自分の価値観にとらわれないことが重要です。私たちは、現代型うつ病、非定型うつ病の人を見て「甘えている」「責任感がない」ととらえがちです。「もう少ししっかりできないのか」などと考えてしまいます。挙句の果ては、「昔はこうだった」「自分はこうして乗り越えてきた」というメッセージを伝えてしまいます。しかし、その対応は逃避する心理機制を強めるといわれています。人格の成長においては、安心できる同僚や上司からの支援を得て成功体験を積み重ねていくことが最も重要となります。

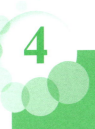

4 発達障害

Mental Health

1 発達障害とは

　発達障害とは、2005年施行の発達障害者支援法において、「自閉症、アスペルガー症候群その他の広汎性発達障害、学習障害、注意欠陥多動性障害その他これに類する脳機能の障害であってその症状が通常低年齢において発現するもの」と定義されています。

■ 表Ⅳ-4　神経発達症群/神経発達障害群（DSM-5）

①知的能力障害群[*1]
②コミュニケーション症群/コミュニケーション障害群
③自閉スペクトラム症/自閉症スペクトラム障害[*2]
④注意欠如・多動症/注意欠如・多動性障害
⑤限局性学習症/限局性学習障害[*3]
⑥運動症群/運動障害群[*4]
⑦他の神経発達症群/他の神経発達障害群

日本精神神経学会監（2014）．DSM-5精神疾患の分類と診断の手引．医学書院，p.17-37．より抜粋

[*1] 知的障害、精神遅滞とよばれていたもの。
[*2] 自閉症、アスペルガー症候群、小児期崩壊性障害、レット障害などの広汎性発達障害を包括したもの。
[*3] 学習障害とよばれていたもの。
[*4] 協調運動技能の獲得や遂行が苦手なもの。

DSM-5では、神経発達症群/神経発達障害群として、**表Ⅳ-4**[10] をあげています。本書では、自閉スペクトラム症、注意欠如・多動症（注意欠陥・多動性障害）、限局性学習症を中心に説明します。

2 自閉スペクトラム症

　自閉スペクトラム症は、自閉症、アスペルガー症候群、小児期崩壊性障害、レット障害などの広汎性発達障害＊を包括した疾患概念です。スペクトラムというのはその特性の濃淡のことで、特性の現れ方には個人差があります。

　看護現場のメンタルヘルス相談では、「患者さんの訴えを理解できないのか、対応がずれるのでクレームがある」「チームメンバーとのコミュニケーションに微妙なずれがあり、相手が期待している行動をとることができない」「文脈に合わせた会話をすることができない」「空気が読めない」などが聞かれます。

自閉スペクトラム症の特性

　自閉スペクトラム症には「社会性」「コミュニケーション」「想像力（認知）」の3つの領域に特性があります。
- **社会性**：周囲の人とかかわるときに適切に振る舞うことができず、相手と関係を築くことや築いた関係を維持していくことが難

＊広汎性発達障害：社会性・認知・コミュニケーション領域において著しい遅れと歪みを示す発達障害。DSM-Ⅳ（1994年）では、自閉症、レット障害、小児期崩壊性障害、アスペルガー障害（アスペルガー症候群）、非定型自閉症を含むその他の広汎性発達障害に分類され、DSM-5（2013年）に自閉症スペクトラム障害（自閉スペクトラム症）に統合された．

しい。
- コミュニケーション：相手が言っていることや感じていることを理解し、気づくことができない。自分が言いたいことや感じていることを相手にわかりやすく伝えられない。
- 想像力（認知）：想定外の出来事や成り行きを想像できず、納得することが難しい。自分の興味のあることや心地良いパターンの行動に強いこだわりがあり、想定外の行動をとることに抵抗を示す。

以下、自閉スペクトラム症（傾向）の看護師について説明し、仕事をしやすくするための工夫を紹介します。本書で扱う自閉スペクトラム症は、濃淡でいうと薄い特性に焦点を当てています。以下の状態がみられるからといって、自閉スペクトラム症であるというわけではないことを考慮して読んでください。

看護現場における自閉スペクトラム症の看護師に見受けられる反応

（1）チームで行う活動が苦手

人と適切な距離感をとって付き合うのが苦手なので、チームで業務を行うことに苦痛を感じます。チーム内で孤立しがちで、自分が良いと思ったことを独断で行い、ほかのメンバーを混乱させることがあります。

また、病棟やチームがどのような目標をもち、どのように動いているのかを理解することや、そのなかで自分がどのように動けばいいのかを理解するのが困難です。そのため、非協力的な態度だと受け取られることがあります。

（2）やりとりが噛み合わない

言われたことを独自に解釈するため、ずれが生じることや、わか

りにくい表現をするので相手にうまく伝わらないことがあります。テンポの速いやりとりでは理解が追いつかず、言いたいことをまとめて伝えられない場合もあります。また、相手がどんな気持ちでいるのか表情などから読み取ることや、読み取った相手の気持ちを踏まえて伝え方を修正することが苦手です。患者との会話に笑顔でこたえることや、気持ちに共感を示すことができず、会話がぎくしゃくし、クレームを受けることがあります。

（3）自分流で物事を進めたがる

業務の流れや、物事を手順どおりに行うことに強くこだわります。自分の知らない方法が、どのような結果になるのかイメージしにくいので、不安が高まり抵抗します。手順どおりに仕事をするように言われていても、自分が気になった箇所で仕事が止まり、先に進めることができないことがあります。

自閉スペクトラム症の看護師への対応

（1）具体的で統一した指示

チームの目標から、自分が何をすべきかを察することが難しいので、すべきことを具体的に示す必要があります。たとえば、目標管理面接では、自分が病棟や組織に対してどのようなことができるのかを考えて表現するのが難しいため、図で示すなどしながら一緒に考えるとよいでしょう。また、新人看護師の指導においても、指導する人によって教え方が異なっていると、手順にこだわる特性上、理解できません。看護手順やe-ラーニングに則って、統一した見解をもって教える必要があります。

（2）伝え方の工夫

一度に多くの情報量を盛り込むと理解が追いつかないため、情報量を少なくし、最低限のことを伝えます。また、聴覚より視覚に訴

えるほうが理解しやすい場合があるので、今何をすべきであるのか
や、手順や問題点を具体的に紙に書いて示すと理解しやすくなりま
す。

（3）パターン学習

同じようなパターンについてはそのパターンを示し、パターン学
習を積み重ねると理解しやすい場合があります。しばらくは同じ手
順を繰り返すということが重要です。毎日様々な仕事を見せること
や、いろいろな業務を経験させようとすると理解が追いつかないの
で、数日間は同じ業務に焦点を当てるなどの指導が理解を助けま
す。

（4）「強み」を生かす

特性を「弱み」とせず、「強み」ととらえてかかわると、解決の
糸口が見えやすくなります。「弱み」ととらえると、チームで働く
ことや、看護師として仕事を続けることが難しくなり、かかわりが
行き詰まります。

図Ⅳ-4[11]のように、特性を「強み」ととらえることが、かかわ
りを見出すためのきっかけになります。

3 ／ 注意欠如・多動症

注意欠如・多動症の症状

注意欠如・多動症は、「多動性」「衝動性」「不注意さ」の３つの
症状を呈します。

- 多動性：手足をバタバタさせている、じっと座っていることがで
  きない、静かに行動することができない。
- 衝動性：物事が終わる前に答えを出そうとする、思いつきでしゃ

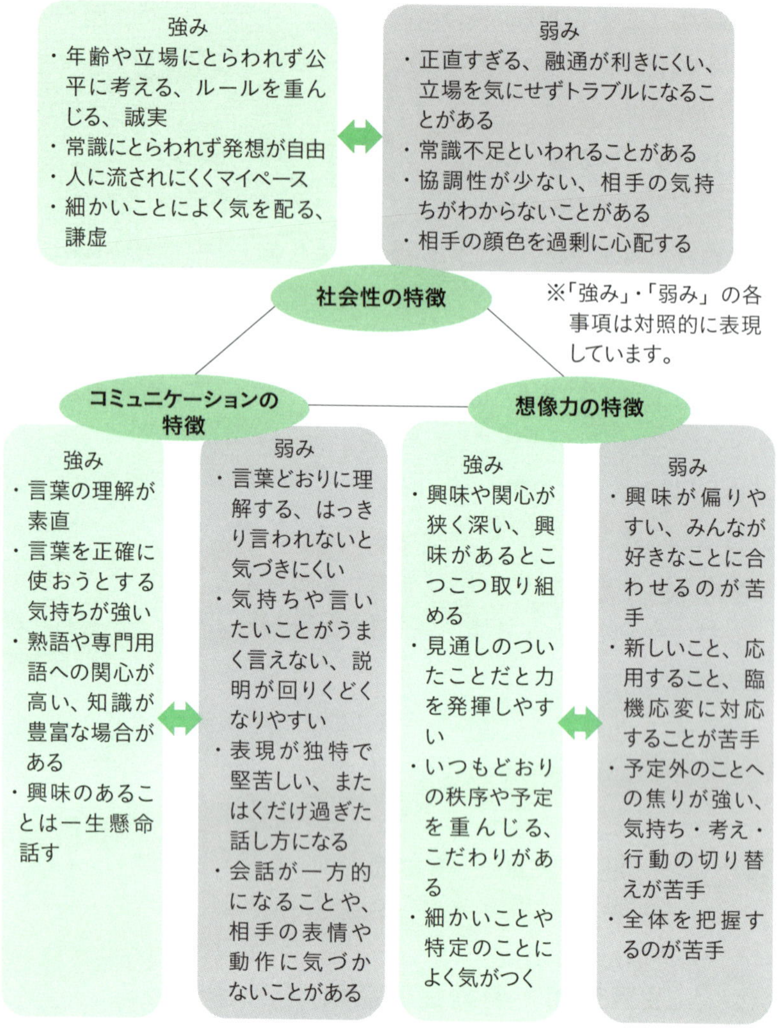

強み
- 年齢や立場にとらわれず公平に考える、ルールを重んじる、誠実
- 常識にとらわれず発想が自由
- 人に流されにくくマイペース
- 細かいことによく気を配る、謙虚

弱み
- 正直すぎる、融通が利きにくい、立場を気にせずトラブルになることがある
- 常識不足といわれることがある
- 協調性が少ない、相手の気持ちがわからないことがある
- 相手の顔色を過剰に心配する

社会性の特徴

※「強み」・「弱み」の各事項は対照的に表現しています。

コミュニケーションの特徴

想像力の特徴

強み
- 言葉の理解が素直
- 言葉を正確に使おうとする気持ちが強い
- 熟語や専門用語への関心が高い、知識が豊富な場合がある
- 興味のあることは一生懸命話す

弱み
- 言葉どおりに理解する、はっきり言われないと気づきにくい
- 気持ちや言いたいことがうまく言えない、説明が回りくどくなりやすい
- 表現が独特で堅苦しい、またはくだけ過ぎた話し方になる
- 会話が一方的になることや、相手の表情や動作に気づかないことがある

強み
- 興味や関心が狭く深い、興味があるとこつこつ取り組める
- 見通しのついたことだと力を発揮しやすい
- いつもどおりの秩序や予定を重んじる、こだわりがある
- 細かいことや特定のことによく気がつく

弱み
- 興味が偏りやすい、みんなが好きなことに合わせるのが苦手
- 新しいこと、応用すること、臨機応変に対応することが苦手
- 予定外のことへの焦りが強い、気持ち・考え・行動の切り替えが苦手
- 全体を把握するのが苦手

● 図Ⅳ-4　**自閉スペクトラム症の3つの領域**

高齢・障害・求職者雇用支援機構 障害者職業総合センター（2012）. 発達障害を理解するために2. 障害者職業総合センター職業センター支援マニュアル, No.7. より抜粋

べる、何かに駆り出されるように行動する、しゃべり始めたら止まらない、順番が守れない、指示に従えない。

- **不注意さ**：よく物をなくす、細かいことが苦手でケアレスミスが多い、注意散漫になりやすい、忘れっぽい、人の話を聞いていない。

　これらは、いわゆる発達期にみられる症状です。大人の注意欠如・多動症では、衝動性が弱まり不注意さが目立ちます。また、多動性は行動面だけでなく、思考も多動になりがちです。様々な考えが浮かび、能力が高い人はその様々な考えやアイデアを具現化しようとするので、周りにいる人はついていけないと感じたりします。

看護現場における注意欠如・多動症の看護師に見受けられる反応

　以下、不注意さにおける仕事面での特性について説明します。
（1）所定の手順に沿って行動できない
　マニュアルに記載されている手順を読み飛ばすなどにより、ミスが生じることがあります。また、2つ以上のことに注意を分配することが難しく、多重課題を苦手とします。一つの業務に集中し、それが円滑に進まないと、ほかのことに意識が向かなくなるため、人の話を聞いていない、ナースコールが聞こえないなどがあります。新人看護師に関する悩みとして、「人の話を聞いていない」「ナースコールが聞こえているのに取らない」などがありますが、このような状況の可能性もあるので、よく確認しましょう。
（2）仕事が中断されると、再開が困難
　看護現場では、ナースコールが鳴ったり患者に呼び止められたり、緊急入院があるなど、突然の仕事が入るのが普通です。このように、突然の仕事で今までしていた作業を一時中断した場合、中断した作業に戻ることを忘れることがあります。何かやることが新しく入ると、それまでにしようと思っていたことを忘れたりします。

その場合は、「ここまでやっていたから、ここから始めましょう」と声をかけるだけで、仕事を再開しやすくなります。

（3）予定を忘れやすい

　ワークシートに沿って動いていても、途中で注意がそれると忘れてしまうことがあります。提出期日も、意識からはずれると忘れてしまいます。

（4）時間の観念が弱い

　１日がいつ終わるのか、または何時間経過したのかなど時間の観念が弱いため、納期や提出時間に間に合わないことがあります。

（5）物の紛失や置き忘れ

　ワークシートや使用した物品を、ベッドサイドやトイレなどに置き忘れることがあります。その結果、それを探すのに時間を要して、非常に効率の悪い動きをします。また、配布されたプリント類をファイルにとじないため、失くすこともしばしば起こります。

（6）段どりや優先順位をつけて動くのが困難

　今行っている業務のゴールをイメージし、どれくらいの時間を要するのか適切に見積もることが難しいので、なかなか作業に取りかかれないことがあります。また、自分の興味がある部分に偏って取り組むこともあり、定められた計画に沿って作業を進めることが難しいこともあります。複数の業務がある場合、どれから取り組めばよいか適切に判断できないので、仕事を円滑に進めることができないこともあります。

注意欠如・多動症の看護師への対応

（1）「不注意さ」への対応

　やるべきことを小分けにし、優先順位をつけて、作業内容を見えやすくします。その際、紙面上で全体像が見えるようにすると、優

4　発達障害

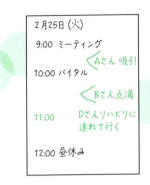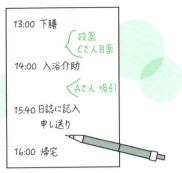

先順位を考えやすくなります。

　勤務時間内に報告するには、定時を決め、その時間に行ったことやこれからすべきことを整理して示します。ワークシートやメモ帳を活用し、急ぐものは赤、定時のものは青など、システマチックに書いて見やすくするとよいでしょう。また、同時進行での仕事は混乱するため、すべきことの順序を決める必要があります。

　ナースステーションやテーブルの上の物品は、定位置を決めます。定位置にないと、物を探すのに時間を要します。いうまでもありませんが、集中しやすいように、テーブルの上や作業台に不要な物は置かないようにします。物が多いと注意がそれるので、仕事に取りかかる前に、片づけることを伝えておきましょう。

　会議などの予定は、事前にスマートフォンのカレンダー機能を活用し、アラーム設定しておくことも効果があります。

（2）「衝動性」への対応

　チームや委員会などで発言したら止まらないなどの場合は、発言する前に、感じたことをメモして、会議の後に担当者に相談するように伝え、本人に自覚してもらう必要があります。

▶ 4 ／ 限局性学習症

　限局性学習症とは、全般的な知的能力と比べて、「読む」「書く」「計算する」のいずれか、もしくは複数の領域に極端に困難さが現れることをいいます。たとえば、会話は問題ないが、書かれた文章の音読が難しい、似ている文字（6と9など）を間違える、数量のイメージがもてないので、マニュアルが読めない、メモが取れないなどの行動につながりやすくなります。

　看護師は、看護基礎教育課程や国家試験を経ているため、極端な学習症はないと考えています。現在の看護師国家試験において計算問題もありますが、それをクリアしなくてもほかで点数がとれていれば国家試験は合格できます。そのため、数量のイメージがもてないという学習症のグレーゾーンの看護師には、これまでも対応したことがあります。たとえば、滴下数の計算や濃度の計算ができないなどです。

　対応としては、必ずペアを組ませて、ペアとなった看護師が確認するしかありません。訓練してもなかなかできるようにならないのが限局性学習症なので、そこを理解したかかわりが大切になります。

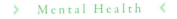

5 惨事ストレス

1 / 看護の現場と暴力

　看護師のストレッサーのなかで特徴的なものの一つとして、職場の暴力があげられます。医療現場で受ける暴力は、看護師の心身に影響を与え、看護の質の低下を招きます。看護師が保健・医療・福祉の現場で遭遇する暴力は、患者などケア対象者からの暴力が最も多く、ほかに職場の上司や同僚、外部の人からの暴力なども含まれます[12]。

　日本看護協会の調査によると、保健・医療・福祉施設に勤務する職員のうちおよそ3割が身体的暴力を受けており[13]、この調査結果は、日々患者とかかわる看護師が、職場において危険にさらされているという状況を明らかにしました。

2 / 惨事ストレスとは

　職場で受ける暴力は、看護師としての尊厳や自尊心を脅かし、被害後は、麻痺した、あるいは孤立したというような感覚をもつこと

がわかっています。現実感が消失する解離症状や、当時の出来事が夢などで再現される再体験症状、当時の出来事を想起させるような刺激を極端に避けるなどの回避症状、強い不安や覚醒が亢進する過覚醒症状など、急性ストレス反応を呈することもあります。

　職務中に受けた患者からの暴力やセクシュアルハラスメント、患者の自殺の発見や対応、あるいは重大な医療ミスを起こしたときの体験が、深刻な心的外傷を生じさせるという実態が明らかになっており[14)~16)]、このような心的外傷を引き起こすような出来事や、被害にあった人に接することで生じるストレスを惨事ストレスといいます。

　惨事ストレスは、震災のような想定外の状況だけでなく、日常的な業務のなかでも体験します。消防職員、警察官、自衛官、海上保安官、医師や看護師は、惨事ストレスを体験しやすい職種であると考えられています[17)]。

▶3／惨事ストレスによってもたらされる反応

　惨事ストレスを引き起こしやすい状況を**表Ⅳ-5**[14)]に、惨事ストレスによってもたらされる反応を**表Ⅳ-6**[18)]に示しますが、その程度は異常事態における正常な反応から、日常生活に支障をきたす障害にまで及びます。

　惨事に直面したときやその後に生じる外傷性ストレス反応を**表Ⅳ-7**[18)~20)]に示します。惨事ストレスとそれによってもたらされる外傷性ストレス反応があることを知り、対処していく必要があります。

■ 表Ⅳ-5　惨事ストレスを引き起こしやすい状況

- 悲惨な状態の遺体・損傷の激しい遺体を扱うこと（特に人為性、犯罪性が高い場合）
- 子どもの遺体を扱う（特に自分の子どもと重なる場合）
- 被害者が肉親や知り合い
- 本人あるいは同僚が怪我、あるいは殉職者が出る
- 十分な成果あるいは救援活動ができない
- これまで経験したことがない状況
- マスコミや社会が注目する
- 毒物汚染などの恐怖（例：放射線、ガス、血液感染）
- 本人の喪失が甚大である（例：地域、自宅倒壊）
- 劣悪の天候、極度の疲労、不眠不休、空腹下での活動　など

大澤智子, 廣常秀人, 加藤寛（2006）. 職業における業務内容に関連するストレスと予防に関する研究. 心的トラウマ研究, 2：73-84. より引用

▶ 4／惨事ストレスへの対応

外傷性ストレス反応は、強い責任感や使命感をもつ人に生じやすく、看護師は惨事ストレスに遭遇する機会が多いため、予防として心理教育*を行うことが重要であると筆者は考えています。惨事ストレスとは何か、特徴的な反応などについて勉強会を行うだけでもよいでしょう。

●緊張の緩和

惨事ストレスについての理解が進めば、自ずと緊張をゆるめるための介入が必要であることが理解できます。呼吸法や漸進的筋弛緩法は、すぐに実践できる方法です。職務中は交感神経が優位となり緊張し続けるため、時々は緊張を解くよう心がけます。自宅では、

---

*心理教育：精神療法の一つで, ストレス反応を弱めるために行われる患者教育。

■ 表Ⅳ-6　惨事ストレスによってもたらされる反応

惨事ストレスによる反応		具体的な症状
再体験症状	考えようとしていないのに、何かのきっかけで不快で苦痛な記憶が繰り返しよみがえること	●フラッシュバック ●悪夢
回避症状	トラウマ体験に関することをできるだけ思い出さないようにしたり、避けようとすること	●トラウマ体験を思い出させるような状況や場所、人を避ける ●その話題を避ける ●楽しんでいたことを避ける
過覚醒症状	物音などに過敏に反応してびくびくしたり、警戒心が強くなったりすること	●寝たいのに眠ることができない ●注意や集中が困難 ●イライラして怒りっぽくなる ●不安が強く精神的緊張が高まる
解離症状	出来事が本当に起こったのではないと感じたり、出来事について感情が麻痺して「何も感じない」状態になること	●出来事について重要な側面を思い出せない ●周囲からはボーっとしているように見える
自責感、サバイバーズギルト	できなかったことや、しなかったことを必要以上に責めることや、自分が無事であったことを責めること	●罪悪感 ●生き残ったことへの罪責感
仕事に対するモチベーショの低下	仕事に対するモチベーションが低下し、仕事を辞めたいと思うこと	●仕事、意欲の低下 ●離職願望

高橋葉子(2011). 災害時におけるトラウマケアに関する基礎知識. 武用百子(編著). リエゾンナースと考える「困りごと」にどうかかわるか. ナースツールズ. p.184-191. より作成

シャワーで済ませず熱すぎないお風呂につかりリラックスし、十分な休息をとるなど、日常的にセルフケアを行うことがポイントです。

● セルフコンパッションへの介入

　近年は、心的外傷を受けるような出来事の影響に対し、セルフコ

5　惨事ストレス

■ 表Ⅳ-7　外傷性ストレス反応の種類

外傷性ストレス による反応	症　状
異常事態における 正常な反応	● 衝撃的な光景がなかなか頭から離れない、その話題を避けようとする、気持ちが高ぶるなど ● 眠れない、悪心・嘔吐、動悸などの身体症状
急性ストレス反応、 急性ストレス障害	● 衝撃的な体験の直後に現れ、通常2～3日で消える症状 ● 具体的な症状としては、心拍数の増加、発汗、現実感の消失、集中力の低下、フラッシュバック、怒り、不安、無力感など ● 日常生活が機能している場合は急性ストレス反応、日常生活に支障をきたす場合は急性ストレス障害と診断される ● 特徴的な症状は、再体験症状、回避症状、過覚醒症状、解離症状
外傷後ストレス反応、 外傷後ストレス障害	● 衝撃的な体験後1か月以上持続する症状 ● 日常生活が機能している場合は外傷後ストレス反応、日常生活に支障をきたす場合は外傷後ストレス障害と診断される ● 特徴的な症状は、再体験症状、回避症状、過覚醒症状
反応性の抑うつ状態	● エネルギーが枯渇した状態で、気分の落ち込み、意欲の低下、思考力・集中力の低下、自信喪失など ● 睡眠障害、頭痛、悪心、腹痛などの身体症状 ● 希死念慮

高橋葉子（2011）．災害時におけるトラウマケアに関する基礎知識．武用百子（編著），リエゾンナースと考える「困りごと」にどうかかわるか，ナースツールズ，p.184-191.／松井豊（編著）（2009）．惨事ストレスへのケア．おうふう，p.4.／松井豊（2014）．筑波大学カウンセリングコース 消防職員のための惨事ストレス初級研修講義資料．より作成

ンパッションへの介入の効果が論じられています[21]。命にかかわるほどの心的外傷を受けるという体験は、不公平で非人道的、残虐なものと感じられ、強い不安を生じさせます[22]。こうした不安や

抑うつなどの不快な感情に対し、セルフコンパッションの介入の効果が明らかになっています[23]。その内容は、感情的な支援や思いやりの提供、他者とつながっているという感覚をもたらす介入、マインドフルネス、慈悲の瞑想などです[24]。その機序として、慈悲の瞑想のスキルを発達させることで恐怖となる体験に耐える力が身につき、その結果、心的外傷後ストレス障害（posttraumatic stress disorder：PTSD）による症状が軽減すると考えられています。

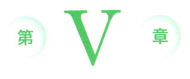

第 V 章

メンタルヘルスサポートの実際

1

> **Mental Health** <

看護管理者や教育担当者が行うメンタルヘルスサポートの実際

本章では、第Ⅱ章で説明した「ラインによるケア」（**図Ⅱ-1**参照）におけるメンタルヘルスサポートの実際をみていきます。まずは情報収集ですが、ストレッサー（ストレス要因）を把握します。そしてその情報からどのようにスクリーニングをし、問題の有無を判断していくのか述べます。

▶ 1 ／ 情報収集

情報収集では、ストレッサーについての情報を収集します。新人看護師の場合は、入職に伴う変化を把握する必要があります。第Ⅱ章でゴムまりの模式図で解説したように（**図Ⅱ-2**参照）、変化が大きいほど、人間の心と身体が凹むことになるため、加わる力（ストレッサー）の量や程度について情報を得ます。

新人看護師や異動してきた看護師、また中途採用者については、特にストレッサーについて丁寧に情報を得ましょう。ストレッサーは誰にでもありますが、新人看護師や異動してきた看護師、中途採用者は、メンタルヘルス不調のハイリスク者となります。

ライフイベントとストレス強度

　ホームズとラーエは、生活上の出来事（ライフイベント）とストレス強度を**表Ⅴ-1**[1]）のようにまとめました。配偶者の死を100とし、その他の様々なライフイベントのストレス強度を点数化しています。これをみると、新人看護師以外にも、仕事に再適応する必要

■ **表Ⅴ-1　ライフイベントとストレス強度**

順位	生活上の出来事（ライフイベント）	ストレス強度
1	配偶者の死	100
2	離婚	73
3	別居	65
4	留置所拘留	63
5	親族の死	63
6	自分の病気や傷害	53
7	結婚	50
8	解雇	47
9	定年	45
10	家族が健康を害する	44
11	妊娠	40
12	性的な障害	39
13	新しい家族構成員が増える	39
14	仕事への再適応（休職の終わり）	39
15	経済状態の変化	38
16	親友の死	37
17	転職、仕事の配置換え	36
18	配偶者とのトラブル	35
19	130万円以上の抵当、借金	31
20	借金、ローンのトラブル	30
21	仕事上の責任の変化	29
22	子どもが家を離れる	29
23	親戚とのトラブル	29
24	特別な成功	28
25	配偶者の就職や離職	26
26	子どもの入学、卒業	26
27	生活条件の変化	25
28	個人的な習慣の変更	24
29	上司とのトラブル	23
30	労働時間や労働条件の変化	20
31	住居が変わる	20
32	学校が変わる	20

Holmes TH, Rahe RH (1967). The social readjustment rating scale. Journal of Psychosomatic Research, 11 (2)：213-218. より抜粋

性のある異動してきた看護師や中途採用者も得点が高いことがわかります。

この得点の合計が、1年間で150点を超えないことがメンタルヘルス上よいとされています。配偶者の死や離婚や別居、自分や家族の病気を経験した人は、仕事上のストレスが加わるとストレス反応が出やすい状況にあるといえます。部下のメンタルヘルスの状況を把握するうえで、表Ⅴ-1を参考にしてください。

 確認すべきこと

ラインによるケアで、メンタルヘルスの不調がありそうな部下と面談をする際、図Ⅴ-1の項目について情報を得ておくとよいでしょう。

（1）ストレッサー（ストレス要因）
● 入職に伴う変化

新人看護師、異動してきた看護師、中途採用者の場合は、初めて

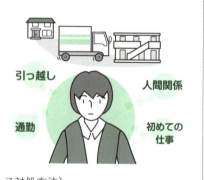

（1）ストレッサー（ストレス要因）
　● 入職に伴う変化
　● 仕事上の困難感、人間関係
（2）ストレス反応
　● 精神症状
　● 身体症状
　● 睡眠の状況
　● 食欲
　● セルフケア全般
（3）サポート体制
（4）本人のコーピングスキル（ストレス対処方法）

● 図Ⅴ-1　情報収集

の仕事についての状況、環境の変化（引っ越し、一人暮らし）、通勤、睡眠の変化（「遅寝早起き」のリズムに慣れない、夜勤導入時の睡眠のとり方がわからない）などのストレッサーがあります。

　ライフイベントの有無については、本人から語られる内容から予測します。

● **仕事上の困難感、人間関係**

　人間関係上の悩み（患者、家族、上司、同僚、医師など）、職場における暴力、セクシュアルハラスメント、いじめにあっていないかなど確認します。

（2）ストレス反応

● **精神症状**

　不安、悲しい、イライラしている、無力感、抑うつ気分、意欲の低下、感情の起伏が激しい、涙もろい、不平不満が多い、興奮している、混乱している、自信喪失、退職願望などがみられないか観察します。

　希死念慮の有無も考慮します。

● **身体症状**

　睡眠障害、頭痛、肩こり、腹痛、神経系の興奮性の増大、息苦しさ、悪心・嘔吐、月経困難、アレルギー反応の増大、体重減少など、身体症状が現れていないか確認します。

● **睡眠の状況**

　就寝時間、起床時間、睡眠時間、熟眠感を確認します。

● **食欲**

　食欲の有無を尋ねるだけでなく、具体的に何をどれくらい食べているか確認します。

● **セルフケア全般**

　風呂に入っているか、洗濯や家事ができているか、TPOに合った服装や化粧ができているかなどを確認します。

（3）サポート体制

　職場や家庭などプライベートにおけるサポート状況を把握します。頼れる人や困り事の相談ができる人がいるのかなどを確認します。

（4）本人のコーピングスキル（ストレス対処方法）

　まず仕事や対人関係において、ストレスをどれくらい感じているのかを把握します。そのストレスを自分で解決できそうか、どのようなストレス対処方法をもっているか、そのほかに使えそうな対処方法はないかなど確認します。

▶ 2 ／ スクリーニング：ストレス反応の程度の把握

　情報を収集したら、得られた情報から、ストレス反応の程度を把握します。ストレッサーがあると、心理面や身体的な反応、あるいは行動上の変化が生じ、睡眠や食欲にも影響するため、丁寧に聞き取る必要があります（表Ⅴ-2）。

　「眠れていますか？」「ご飯を食べていますか？」と聞くと、ほとんどの人が「はい」と答えるので、聞き方を工夫します。たとえば、「ご飯を食べていますか？」と聞くと「はい」と答えるので、さらに「何を食べていますか？」と聞きます。「アーモンド3粒と

■ 表Ⅴ-2　ストレス反応の程度の把握

セルフケア 　●食事　●排泄　●清潔ケア　●活動と休息のバランス 　●人付き合い **うつ病、抑うつ状態** 　●希死念慮の有無 　●「死にたい」気持ちの強さ ※ストレス反応の程度を具体的に聞いていく

I 看護管理者や教育担当者が行うメンタルヘルスサポートの実際

コーヒーです」「白湯です」と答えた人もいました。睡眠についても、詳しく尋ねると「夜中の1時まで寝つけずに、4時には目が覚めてしまいます」と答える人もいるので、具体的にどれくらい寝ているのか、熟眠感があるのかなどを確認しましょう。

 セルフケア

　セルフケアについても、情報を把握する必要があります。具体的には、食事、排泄、身だしなみなど清潔ケア、活動と休息のバランス、人付き合いなどです。

（1）食事
　抑うつ気分が強いと買い物に行けなくなるため、まったく食事を摂っていない人もいます。その場合は、病院に来たときに病院の売店で食品を買って帰るなどアドバイスします。両親に手伝いに来てもらったり、実家が近ければ、実家で過ごすことを提案してもよいでしょう。症状を改善することが目的なので、誰かの手を借りることでサポートするという方法を検討しましょう。

（2）清潔ケア
　抑うつ気分が強い場合は、掃除はもとより、洗濯はしたが干せないという場合があります。「洗濯はどうしていますか？」と尋ねると「干せないので脱水を終えてぬれたままの衣服を着ています」と答えた新人看護師もいました。
　何日も風呂に入れず髪の毛がべたついていたり、普段はきちんと化粧をしているのに素顔のままで出勤するなど、身だしなみに気をつけることができなくなります。そのため、清潔についてセルフケアがどの程度できているのかを把握する必要があります。
　セルフケアは積極的に情報を得ないと見えないところがあるので、工夫が必要です。

うつ病、抑うつ状態

　看護師のメンタルヘルス不調において、精神症状が中等度以上の場合、ほとんどの人は休息に傾き、人付き合いを避けるようになります。うつ病や抑うつ状態の場合は、休息することで枯渇したエネルギーを充電しているので、不必要にエネルギーを放電しないよう支援します。

（1）希死念慮の有無

　うつ病の症状には希死念慮があります。「こんなに苦しんで仕事をするのなら、死んだほうがまし」と訴える看護師もいます。日本では、年間に自殺者が2万人といわれ、医療従事者であっても自殺をする場合があります。希死念慮は注意深く聴いていく必要があるので、そのスキルをもち合わせておきましょう。

　一般的に、自殺を防ぐ役割の人をゲートキーパー＊とよびます。各自治体などで実施されているゲートキーパーの研修では、TALKの原則による対応を勧めているので活用してください（表Ⅴ-3）。

　「本当につらい」と訴える場面では、まず心配していることを伝え、続けて「それほどつらい思いをしているなら、死にたいと思うことはありませんか？」と尋ねます。そのように伝えると、「死にたいと思っています。死んだら楽になります」と話す看護師も少なくないのが現状です。人の命を守る看護師であっても、様々なライフイベントのある人間である以上、ピンチは起こるということです。

＊ゲートキーパー（gatekeeper）：悩んでいる人に気づき、声をかけ、話を聞いて、必要な支援につなげ、見守る人のこと。自殺対策におけるゲートキーパーの役割は、心理社会的問題や生活上の問題、健康上の問題を抱えている人や、自殺の危険を抱えた人々に気づき適切にかかわることである。

■ 表V-3 TALKの原則

Tell	言葉に出して心配していることを伝える
Ask	「死にたい」という気持ちについて、率直に尋ねる 具体的な方法を考えているのか、準備しているのかなど
Listen	死にたくなるほどつらい気持ちを傾聴する
Keep safe	安全を確保する 切迫している場合は孤立を防ぎ、必要時、保護する

　うつ病の場合、介入せず放っておくと自殺に至る可能性があります。必ず希死念慮の有無を把握し、適切に対応することが求められます。

（2）「死にたい」気持ちの強さの評価

　「死にたい」気持ちの強さは、図V-2[2)]のように評価します（下にいくほど強くなります）。

● 気持ちの表出を促す

　では、「死にたい」と言われたらどのように対応したらよいのでしょうか。おそらく、多くの人は次に何を聴いてよいのか戸惑うでしょう。たとえば、「死」について尋ねることが「死ぬこと」を後押しするのではないか、と考える人もいると思います。しかし、「死ぬこと」について語る人の多くは、「死にたいくらいつらい」気持ちをわかってほしい、という気持ちをもっています。「死ぬこと」について語ることは、その人の気持ちを表出することになるので、批判的にならず、また恐れず聴いていくことが求められます。

　その際、「そんなことを考えたらダメです」と否定することや、「あなたが死んだら家族はどれほど悲しむと思っているの？」「看護師でしょう。あなたよりつらい体験をしている患者さんの気持ちを考えなさい」などという言葉は、わかってもらえなかったという気

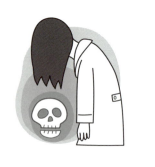

- 絶望感
  ↓
- 人生（生きていること）には意味がない
  ↓
- 受身的な希死念慮（「死ねたらいいな」）
  ↓
- 希死念慮（「死にたい」）
  ↓
- 自殺の計画
  ↓
- 自殺企図、自傷行為
  ↓
- 自殺

● **図Ⅴ-2 「死にたい」気持ちの強さ**
日本総合病院精神医学がん対策委員会（監）, 小川朝生, 内富庸介（編）（2007）. 精神腫瘍学クイックリファレンス. 創造出版, p.79. より作成

持ちを強めてしまうので注意しましょう。

● **具体的に尋ねる**

次に、どれくらいの頻度で死にたいと考えているのかなど、具体的に聞いていきます。毎日なのか、週に数回なのか、月に数回なのか尋ねます。

また「具体的な方法を考えているのか」や「その方法に必要なものを準備しているのか」尋ねます。たとえば、「睡眠薬を200錠持っています」「屋上に簡単に入れるビルをリサーチしました」と答える看護師もいます。

● **「本気」の度合いを確認する**

最後に「本当に死んでしまいそうか」と尋ねます。「私が死んだら職場に迷惑をかけるから」「家族が悲しむから」と答える場合は、まだ歯止めがあるという感覚をもっています。「私なんか死んだって誰も悲しまないです」と話す看護師は、より緊急性が高いと考えられます。

I　看護管理者や教育担当者が行うメンタルヘルスサポートの実際

　以上のように、希死念慮が認められた場合は、ラインのケアでは
なく、メンタルクリニックなどを受診する必要があります。本人が
メンタルクリニックに行きたがらない場合は、「死なない」ことを
約束させ、次に会う日程を決め、必ずその日に来るよう伝えます。

3 ／ 問題の有無の判断と対策

　メンタルヘルス上の問題があるのかどうかを判断する目的は、う
つ病の有無と、今の仕事の状況で症状が悪化しないかを確認するこ
とにあります。

● うつ病の有無

　まずは、うつ病の有無を確認します。憂うつと感じたり、楽しめ
ていたものが楽しめない（気分転換ができない）など、うつ病の診
断基準（表Ⅳ-2参照）を満たすようであれば、メンタルクリニック
の受診を勧めます。

● 今の仕事の状況で症状が悪化しないか

　うつ病の診断基準は満たさないけれども、コントロールできてい
ない身体症状（めまい、悪心・嘔吐、下痢など）がある場合は、症
状が改善するまでは業務を調整します。場合によっては、夜勤を減
らすなどの対応が必要な場合があります。身体症状が強く現れてい
るのに、どんどん負荷をかけていっても状況は悪化するだけです。
ステップアップを先延ばしにしたり、受け持ち患者数を減らした
り、イベントが少ない患者の受け持ちにしたりするなどの調整をし
て様子をみます。

　睡眠障害があり日中は眠気のため集中できない、食欲低下に伴う
体重減少がある、入浴していないなど著しいセルフケアの低下がみ
られる場合も同様で、業務を調整しながらラインのケアで介入し、
本人と共に改善策を話し合いましょう。

111

2 先輩からの叱責により適応障害を発症した新人看護師

> Mental Health

　師長が新人看護師のAさんから「限界です。話を聞いてください」と言われて面談したところ、先輩看護師のプリセプターからいじめと思われるほど厳しい指導を受けていることを訴えました。

　Aさんはプリセプターに「前にも言ったよね？　どうしていつも同じことを言わせるの？」と何度も叱責され、「看護師に向いていない」「患者さんへの声かけもきついし、仕事を辞めたほうがいい」とも言われました。2週間前には「同じような指導をしたよね？」と言われましたが、Aさんはその指導を受けた記憶がありません。

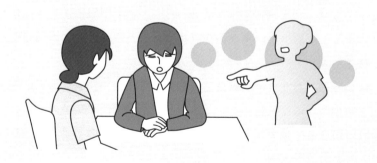

また、研修後のレポートも何度もやり直しをさせられて、最後は自分の意図とはまったく異なるプリセプターの考えを書くだけのレポートに修正させられました。

Aさんは「自分にも非があるから」と、3か月間何とか耐えてきましたが、最近は「明日が日勤だと思うとまったく眠れなくて、胸がどきどきして朝は身体が動かないんです」と話しました。仕事に来ても、プリセプターと勤務が一緒だと頭のなかが真っ白になり、相談することも報告することもできません。すると、また前述のような言葉を繰り返し呪文のように聞かされます。

同居する家族に話を聞いてもらっていましたが、食欲もなくなり、3か月で体重は7kg減りました。

Aさんは面談の場で「もう仕事に来るのは限界です。プリセプターがいると動けませんし、またあんな言われ方をすると思うとつらいです」と泣き崩れました。話す声は弱々しく、表情は悲しそうで、気力が低下しているように見受けられました。

1 ／ 事例に起こっていること

Aさんのストレッサーはプリセプターであり、特定の刺激として、プリセプターの行き過ぎた指導が考えられます。Aさんはプリセプターの言葉を「自分にも非があるから」と受け止めたり、合理化して解釈したり、また家族に話を聞いてもらうという対処法をとってきました。しかし、「もう仕事をするのは限界」という状態です。

客観性をもって判断するために、師長は副師長やほかの指導者にAさんの勤務時の様子を確認しました。すると、Aさんがほかの新

人看護師に比べて劣ってはいないこと、むしろ一番よく勉強しているという評価でした。しかし最近のAさんは、プリセプターの前で萎縮し、言われたことをするだけで精いっぱいという状況で、副師長もプリセプターに注意しようと思っていた矢先のことだったようです。

Aさんに起こっていることをまとめると、

- 心理面の反応：頭のなかが真っ白になるほど不安症状が強く、悲しそうで気力が著しく低下しているように見受けられ、抑うつ状態、意欲の低下があることが推測できる。面談で泣き崩れるなど、感情失禁もみられる。
- 身体的な反応：翌日が日勤の場合、「まったく眠れなくて、胸がどきどきして朝は身体が動かない」と訴えており、食欲の低下と体重減少がみられる。
- 行動上の変化：プリセプターがいると動けないなど、著しい社会的な機能障害を呈している。

以上より、Aさんは適応障害の可能性があると考えられます。

▶ 2 ／ 事例への対応

対応者に求められること

Aさんの話を最初に聴いた人に求められることは、守秘義務を守ることとストレス反応の程度を把握することです（**図Ⅴ-3**）。

（1）守秘義務を守る

第一に大切なこととして、守秘義務を守ることがあげられます。話を聴いたうえで、業務調整が必要な場合、このままでは状態が悪化すると予測される場合、何らかの助けを求めている場合は、話の

114　第 Ⅴ 章　メンタルヘルスサポートの実際

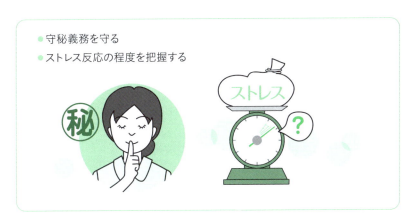

● 図Ⅴ-3　対応者に求められること

内容を誰に、どこまで話していいのか確認し、同意を得たうえで共有します。

（2）ストレス反応の程度を把握する

　ストレス反応の程度を確認する際、根拠のない思い込みで判断しないことは当然ですが、まず、Aさんが話している内容と現れているストレス反応が解釈可能であるのか、話を聴きながら判断します。つまり、聴き手が「それくらいつらい思いをしたのであれば、こういう状態になるのはわかる」と解釈できるかどうか、ということです。聴き手にだけ大げさに表現していて、周囲の人にはまったくそうした様子を見せない場合もあります。客観性をもって判断するには、自分の見立てとほかの人の受け止め方にずれがないか確認することも必要です。そのうえで、図Ⅴ-4の状態がみられたら、業務調整などが必要と判断します。

対応の具体例

　ラインのケアで重要なことは、Aさんが仕事をするうえで抱いて

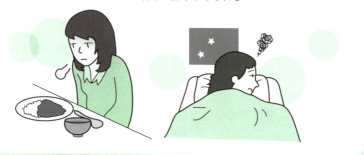

- ストレス反応が強く、業務を遂行することができない
- コントロールできない身体症状がある
- 著しい睡眠障害がある
- 食欲低下に伴う体重減少がある
- 明らかなセルフケアレベルの著しい低下がみられる

● 図Ⅴ-4　対策が必要なストレス反応の程度

いる「恐怖感」を「安心して働ける（サポートされている）感覚」に変化できるように支援することです。

（1）情緒的な支援：セルフコンパッションへの介入

Aさんのように、抑うつや不安が強い状態では、視野が狭くなり、つらい気持ちにとらわれがちになります。情緒的な支援としては、つらい気持ちを聴くだけでなく、ストレス反応を和らげるためにできることについて具体的に話し合い、サポートします。また、できていることを認めてねぎらうというかかわりも重要です。

プリセプターに対するネガティブな話を聴く場合も、看護管理者や教育担当者として中立の立場で話を聴き、その話題を広げ過ぎないように注意します。

● マインドフルネス

Aさんは「自分だけがひどい目にあっている」という自己否定的な感覚を強めていると思われます。そういうときは、自分に対して優しい目を向けられるように支援していきます。マインドフルネス

を提案し、Ａさんの強みを共に探し、その強みに本人が再度気づいていけるように支援します。

● 慈悲の瞑想

面談の場で共に「Ａさんが安全でありますように」「Ａさんの悩み苦しみがなくなりますように」と慈悲の瞑想のフレーズ（**表Ⅲ-4**参照）を唱えることも一つの方法だと思います。本人が自分へ優しさを向けられるようになるまでは、他者の力が必要です。共にフレーズを唱え、本人が自分でしっかりとフレーズが言えるように支援していきましょう。

（2）専門的な支援：メンタルクリニックの受診

ストレス反応が強く、自制できないと感じる場合は、「医療が助けになるのではないか」と伝え、メンタルクリニックの受診を勧めます。すぐに受診しなくても、何度か伝えていけば、必要性を認識して受診する場合がほとんどです。

（3）業務調整、勤務調整

適応障害のかかわりのポイントは、環境調整にあります。メンタルクリニックを受診して服薬しても、根本的な問題解決にはなりません。

悪心・嘔吐、激しい下痢、めまいなど身体症状が強い場合は、症状が改善するまでは業務調整や勤務調整が必要です。業務上の負荷がかかり続けると、症状は改善しないどころか悪化します。業務調整は、症状をみながら今の負荷を維持する、1日の受け持ち患者数を減らす、イベントが少ない患者を受け持つ、ペアとなるナースに同行してもらい負担の少ないケアを一緒に行う、自立度の高い患者の清拭など保清面のケアをしてもらうなど、その組織に合わせた方法を検討します（**表Ⅴ-4**）。

業務調整だけでは難しいと思われる場合は、夜勤を減らすか、日勤のみにして深夜の勤務をなくすなど調整する場合もあります。

■ 表Ⅴ-4　業務調整、勤務調整

- 症状をみながら今の負荷を維持する
- 1日の受け持ち患者数を減らす
- イベントが少ない患者を受け持つ
- 負担の少ないケアをペアとなるナースと一緒に行う
- 自立度の高い患者の清拭など保清面のケアをしてもらう
- 夜勤を減らす
- 日勤のみにして深夜の勤務をなくす

（4）環境調整

　業務調整および勤務調整をしたうえで、環境調整を行います。事例のように、特定のストレッサーに反応して適応障害となっているのであれば、一時的にそのストレッサーと離すという方法をとります。

　具体的には、ペアをはずし、同じ時間帯での勤務にならないよう調整します。期間は、症状をみながら1週間〜1か月程度がよいでしょう。離す期間が長くなると、その後にプリセプターと仕事ができなくなるからです。一定期間離し、それから少しずつ一緒に勤務をしていくように調整します。

　また、これは一時的な対応であり、チームで仕事をする以上、完全に離すことはできないこと、再び一緒に勤務できるように一定期間が過ぎたら少しずつ元に戻していくことをきちんと説明します。

（5）セルフケアへの支援

　Aさんは実家で生活しているので、安心できる保護された環境でリラックスして過ごすように伝えます。食事は、食べられそうなものを選ぶなど具体的に伝え、セルフケアを支援します。また、自分でできそうなストレスマネジメントの方法を話し合います。

（ストレッサーである）プリセプターへの対応

　業務調整や勤務調整によって、適応できるようになる看護師もいますが、ストレッサーを消化できず、病棟に来られなくなる場合もあります。また、当該病棟への復帰は難しくても、ほかの病棟への異動によって適応できるようになる看護師も少なくありません。Aさんの場合、プリセプターが強いストレッサーとなっているので、ほかの病棟へ異動させることも念頭に置いて検討します。

　また、Aさんだけに働きかけても、プリセプターの対応が改善しなければ状況は変わりません。

（1）病棟の力学を見きわめる

　この事例のプリセプターのように、攻撃的な看護師がいることによる病棟の力学（力関係）への影響として、以下の状況が考えられます。

- かかわらないパターン：攻撃的な看護師に対し、周囲のスタッフがかかわらないようにする（見て見ぬ振りをする）ことで、結果的に攻撃的な言動が見逃され、さらにエスカレートしていく。
- 仲良しパターン：自分が攻撃的な言動の標的にならないように、仲間になり、保身を図るスタッフが出現する。

　いずれの場合も、病棟スタッフは裏表のある対応をするようになり、風通しの悪い職場環境になります。

（2）プリセプターへのかかわり方

- プリセプターの攻撃性を抑える

　看護管理者は、まずはプリセプターの攻撃的な言動を指摘し、Aさんの状況についてどのような認識をもっているのか確認します。

　次に、メンバーシップの視点から、プリセプターの課題を明確にします。プリセプターの大きな課題は、攻撃的な言動により指導者

としての役割が担えず、ほかのスタッフとも良い関係を築けないということです。プリセプターがそれを自分の問題としてとらえられるように支援します。

● プリセプターのストレスを確認する

プリセプターの攻撃性が、ストレス反応によるものという可能性もあります。プリセプターのストレッサーやストレス反応を確認しながら、一緒に対処方法を検討していきます。

● プリセプターが孤立しないよう配慮する

一方、看護管理者に指摘を受けたプリセプターは、不愉快な気持ちになります。看護管理者が言いっぱなしのまま放置すれば、Ａさんへの攻撃が再び起こることも考えられます。プリセプターが孤立しないよう配慮することも必要です。

3 ／ まとめ

適応障害が考えられる事例では、ストレッサーを明確にし、そのストレッサーと一時的に離すという対応が最も効果があります。しかしながら、まずは業務調整および勤務調整を試み、症状の改善がみられない場合の対応とします。

3 ゴールデンウィーク明けに出勤できなくなった新人看護師（適応障害）

Mental Health

　新人看護師のBさんが、ゴールデンウィーク明けに無断欠勤しました。Bさんには、これまで特に気になるエピソードはありませんが、休みに入る前、「仕事に来るのがつらい」と同僚やプリセプターに訴えていました。しかしながら、仕事はそつなくこなしており、仕事上で問題となることはありませんでした。プリセプターが何がつらいのかを尋ねると、「私はほかの新人看護師より劣っていて、これから先、仕事をしていける気がしません」と話しました。
　プリセプターは、Bさんがほかの新人看護師より劣っている点はないことや、できているところを丁寧にフィードバックし

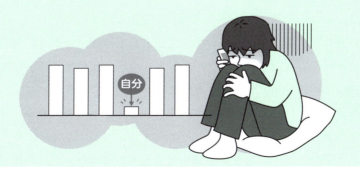

ましたが、Bさんは納得せず、話しながらずっと泣いていました。仕事の負荷が少しずつ重なっていき「こなせない」と感じているようです。

プリセプターが体調などを尋ねると、常に頭のなかが真っ白な状態で、仕事に行く前に吐き気があり食事も摂りにくいと答えました。睡眠も、何度も中途覚醒するので熟眠感は得られていませんでした。

プリセプターはBさんに、学生時代はどうやって乗り越えてきたのか聞くと、Bさんは臨地実習でも、実習の後半に休んだと答えました。理由は、実習記録の記載に時間がかかり、寝る時間がなくなり、疲弊しきって起きられなくなったからです。

プリセプターは1時間程度話を聴きながら「Bさんならできる」と繰り返し伝えて、ゴールデンウィークに入りました。

師長が無断欠勤をしたBさんに電話をし、遅れてもいいから来るように伝えたところ、お昼から来ることになりました。師長とプリセプターは、Bさんにどのようにかかわればいいのか迷っています。

1 ／ 事例に起こっていること

Bさんは、これまで仕事を問題なくこなしてきたのですが、Bさん自身はその実感をもっていません。また、今後、仕事をこなせるとは思えないと話し、先行き不安がとても高い状態です。自分で思い描いている仕事、いわば「虚像化された仕事」の負荷に圧倒され苦しくなっていると思われます。すなわち、Bさんのストレッサーは「虚像化された仕事の負荷」ととらえることができます。

Bさんは、ストレス反応を強める考え方の癖のうち、これから起

こることが不幸なことばかりだと信じてしまう「先読み」や、悪いほうへの「深読み」が強く、「虚像化された仕事の負荷」に押しつぶされて、仕事に行くことができないという行動上の問題が現れた状態です。

　ストレス反応としては、心理面では頭のなかが真っ白になるほど不安感が強く、身体面では吐き気や食欲の低下、中途覚醒がみられます。その結果、職場に行くことができないという行動上の問題を呈していると考えられます。

　このようにストレス反応が強いBさんは、適応障害の可能性も考えられます。もし適応障害が考えられるならば、多すぎる仕事量、緊張を強いられる仕事の質などが原因かもしれません。ストレッサーが環境にある場合、そこに適応させようとするとメンタルヘルスの不調から病気になることもあります。Bさんの場合、多すぎる仕事量を減らし、緊張しない仕事をさせていくという対処法がよいかもしれません。

　一方で、それはBさんらしく人生を歩むことを阻むという可能性もあります。いつまでも入職当時の仕事量では、次年度に新人看護師が入ってきてもすぐに追い越され、Bさんは「できない自分」を実感することになります。

2／事例への対応

　原因を除去しても改善する可能性が低い場合は、本人の特性に応じた対応が求められます。

対応者に求められること

　新人看護師が入職後3か月以内にこのような状況で休み始めた場

■ 表Ⅴ-5　管理者に求められること

- この職場で働くことが幸せかどうか判断する
- 期限を決めてかかわる

合、多くは１年以内に離職します。３か月という短期間のうちに来ることができなくなった新人看護師に、どのように介入していくのかについては十分に検討する必要があります。

管理者に求められることは、Ｂさんがこの職場で働くことが幸せかどうか判断することです（**表Ⅴ-5**）。これは厳しいようですが、決して切り捨てるということではありません。

（１）この職場で働くことが幸せかどうか判断する

Ｂさんの場合、仕事量や仕事の質、ステップアップの仕方が理由で適応しづらくなっているというよりも、個人的要因が大きいと考えられます。Ｂさん自身の努力で改善していく見込みが低い場合や、もう少し緩やかな組織であれば働けるイメージがもてる場合、この職場に適応しようとすればするほど、病的になっていくと推測できる場合もあります。

Ｂさんのように、レポート課題や試験など何かプレッシャーがあるたびに休む、また無断欠勤するというのは、一般的に社会人としてのペナルティが大きいものです。たび重なると、休んでも許されるという甘えも出てきますし、良い方向には改善していきません。

（２）期限を決めてかかわる

一方で、初期の時点ではまだ判断できないので、新人看護師としての成長をみる期間（見切りの期間）を限定してかかわります。そのことをＢさんにも説明し同意してもらうことが非常に重要です。

以下、期間限定でどのようにかかわるのか説明します。

対応の具体例

（1）自尊感情を高めるかかわり

Bさんの自尊感情が高まらない理由は、ストレス反応を強める考え方の癖が強いことが要因としてあります。プリセプターや指導者が「Bさんはそのように考えるかもしれませんが、私たちはこのように考えています」という異なった見方を伝え続けることが必要です。何よりもBさん自身が、自分の考え方の癖でストレス反応が強まっていることに気づけるように支援します。

また、Bさん自身が、自分の癖を改善していこうと努力することも必要になります。それが社会人としての成長につながります。Bさんがその癖を克服しながら、この職場で仕事を続けたいと希望するならば、認知行動療法などの専門家を訪ねるように勧めてもよいでしょう。

Bさんへのかかわりについては、具体的には、できていることをフィードバックすること、Bさんがそれを素直に受け止められるようにサポートすることです。

（2）業務調整

Bさんは、仕事を処理するスピードが遅めであると推測されるので、まずはいつまでに、どこまで到達すれば組織の基準に合うのか検討します。具体的な目標を立て、Bさんと共有します。それに合わせた短期目標を設定していきます。ポイントは、多重課題は段階的に進めることと強みに焦点を当てて介入することです。

（3）セルフコンパッションへの介入

Bさんの考え方の癖は、自分を批判的にとらえ孤独感を強めている可能性があります。自分をダメな人間だと思い、不安や抑うつ気分を強めています。

この考え方の癖を修正するために、Bさんにマインドフルネスを勧め、悪循環に陥りやすい思考から離れられるよう支援します。そして慈悲の瞑想の実践を勧めます。かかわる指導者も「Bさんが安全でありますように、幸せでありますように、悩み苦しみがなくなりますように」という慈悲の瞑想のフレーズを言える職場環境であるとなおよいでしょう。

3 ／ まとめ

　適応障害と考えられるケースのうち、個人の問題に焦点を当てて説明しました。職場のメンタルヘルスサポートは、どの人もすべて支援して組織に残すというものではありません。その人が幸せな人生を歩むために、この職場に残るのがよいのかどうか、本人としっかり話し合って決めていくことが必要な場合もあります。その場合、期限を設けてかかわることが大切です。

　介入することなく、すぐに見捨てるというようなかかわりは、絶対に避けなければいけません。

Mental Health

4

頭のなかが真っ白になるという新人看護師

　新人看護師のCさんは、指導中にいつもぼんやりしていて話を聞いていない様子がみられます。同じことを繰り返し指導しても、患者の前に出ると緊張するのか、血圧測定しかできません。常に緊張状態のCさんに対し、指導者はどのように指導しようかと悩み、師長も介入方法がわからず、精神看護専門看護師に相談しました。

　Cさんは、4月にGHQ28を用いたストレスチェックでカットオフ値以上の13点だったため面談をしています。そのときも不安と不眠の項目が7点中7点で緊張状態が強いことがうかがえました。

　今回の面談の場で自覚症状を尋ねると、「朝から吐き気がしています。仕事中は息苦しく、苦手な先輩と一緒になると、頭のなかが真っ白になって自分が何をしているのか、何を言われているのかわからなくなります」と話しました。

　面談中にCさんの脈拍を測ると、90回/分でした。面談は緊迫する雰囲気ではありませんが、脈拍が速いところをみると日頃から緊張状態が高いことが考えられました。Cさんは仕事中

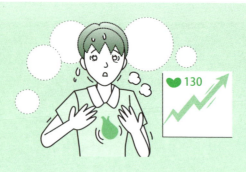

に息苦しくなり、自分の脈をサチュレーションモニターで測定してみると、130回/分だったそうです。

これまでも、入学試験の面接や就職試験で、緊張しすぎて息苦しくなったり、泣いてしまったりした体験があるそうです。

看護師の仕事は好きで、ほかの新人看護師と同じように仕事ができるようになりたいと話し、緊張しすぎる状態を克服したいという思いもあります。

1 事例に起こっていること

Cさんは、もともと非常に緊張しやすく、ストレッサーは苦手な相手との対人関係や初めて対応する場面など、多くの状況が考えられます。ストレス反応として、息苦しさや脈が速くなるという症状があり、これは不安や緊張の現れといえます。Cさんは強い緊張から頭のなかが真っ白になり、現実を吟味する力が落ちています。指導者に言われたことを理解することや、指示されたことを実施することが難しいため、他者にはぼんやりしているようにみえていると考えられます。Cさんは、これまでは不安や緊張が強くても特別な対策を講じたことはありませんでしたが、克服して看護師として働きたいという思いを強くもっています。

2 / 事例への対応

対応者に求められること

　Cさんが緊張しやすい自分の状態を克服したいという思いを強くもっていることを、Cさんの強みととらえてかかわります。まず、リラクセーションとして呼吸法を日常に取り入れられるように指導します。情緒的な支援として、セルフコンパッションへの介入、必要時にはメンタルクリニックの受診を勧めます（**表V-6**）。

（1）呼吸法を指導する

　Cさんのように緊張から息苦しくなる人は、息を強く吸い込むと過換気を誘発することがあるため、吐く息に気持ちを集中します。呼吸法の指導を**図V-5**に示します。呼吸法を定着させることで不安を軽減し脈拍数を減らすことを目標とします。

　呼吸法が定着してきたら、次は心や身体の反応に目を向けます。自分が何を恐れていて、心や身体がどのように反応しているのかを考えながら呼吸法を実践します。

（2）セルフコンパッションへの介入

　不安や緊張が強いCさんの場合、セルフコンパッションとしては、マインドフルネスやマインドフルネス瞑想が効果的です。呼吸法で自分の心や身体に目を受けることができるようになれば、次に

■ **表V-6　対応者に求められること**

●呼吸法を指導する
●セルフコンパッションへの介入
●メンタルクリニックの受診を勧める（必要時）

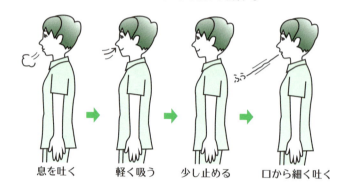

● 図Ⅴ-5　呼吸法の指導

　物事にとらわれないようにしていく練習（頭に浮かぶ不安な考えを止めて、現実をありのままにみる練習）へと進めます。具体的な方法として、自分の行動を実況中継しながら、浮かんでくる様々な雑念をあるがままに受け入れ、やるべきことに集中します。

　たとえば、先輩に矢継ぎ早に作業を指示され、混乱して失敗したという体験では「そんなに追い詰めなくてもいいのに」「いつも私ばかりがこんな目にあう」という雑念が生じます。しかしその雑念には目を向けず、やるべきことにだけ目を向けます。先のことを案じることや、失敗したという過去にとらわれず、「患者さんのところに行く」「血圧を測る」「マンシェットを巻いて空気を入れる」「今の具合はどうかを尋ねる」というふうに、今、この瞬間の自分の行動に焦点を当て、自分がやるべきことを実況中継するという練習をします。

（3）メンタルクリニックの受診を勧める（必要時）

　緊張から頭のなかが真っ白になるという新人看護師は意外と多いものです。呼吸法の実践や職場環境や人間関係への慣れによってほとんどの人は改善していきますが、時に広場恐怖症や社交不安症と診断される場合もあります。呼吸法で改善しない場合は、メンタルクリニックの受診を勧めましょう。

 一呼吸おける指導のあり方

　常に緊張していて不安が強いＣさんに対して、指導者は、忙しい現場だからこそ、次の行動に移る前にいったん一呼吸いれるような声かけをしていきましょう。また、Ｃさんが今どのような状況かについて、Ｃさん自身が心や身体に目を向けられるような声かけも必要です。Ｃさんが自分の状態に気づき、どうすればよいのかがわかってくれば、頭のなかが真っ白になるほどの過度の緊張状態は軽減していきます。また、「これはどうして実施するの？」や「この仕事は終わりましたか？」「あの仕事は？」と質問攻めにしてはいけません。きちんと回答できる時間的な余裕をもって質問し、可能な範囲でゆったりとしたスピードで仕事を進めていきましょう。

3　まとめ

　緊張が強まる理由には個人的な要因もありますが、先輩看護師の責めるような口調や、切迫した指導のあり方で悪化する場合があります。本人にも緊張を軽減する努力が必要ですが、緊張や不安を高めない指導も求められます。ストレス耐性が低い若者が増えているなか、就職して間もない新人看護師には、不安を軽減する具体的な方法を教える必要もあると考えます。

5

> Mental Health <

他罰的な看護師
（現代型うつ病）

　２年目の看護師のＤさんは、看護系大学を優秀な成績で卒業し、学力は非常に高いと思われます。入職以来、仕事はそつなくこなしてきましたが、最近は身だしなみが乱れ、暗い表情で、たびたびインシデントを起こすようになりました。

　Ｄさんは仕事中もつらそうな表情でいるため、師長が面談をしました。Ｄさんは「自分が仕事ができないのは、周りの人の教え方が悪いせいです」と話しました。師長が生活状況を尋ねると、休みの日は手足が鉛のように重く、起き上がれずずっと寝ていることや、過食気味で体重が増えてきたことを話しました。話しながら涙ぐんでいる様子から、自分の起こしたインシデントに悔しさや情けなさを感じていると思われます。しかし、インシデントをたびたび起こすことについて、これからどのようにすべきかなどの内省は、まったくありませんでした。

　翌日、Ｄさんは無断欠勤しました。そして、お昼頃、抑うつ状態のため１か月の病気休暇を要するという診断書を持ってきて、「こんな病院で働いているから病気になったと思います」と師長に言いました。

5　他罰的な看護師（現代型うつ病）

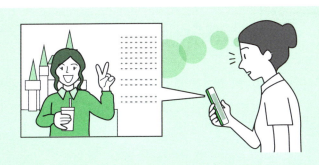

　その後、Dさんは病気休暇中であるにもかかわらず、SNSに楽しそうな日常生活の様子を投稿しています。プライベートの状況をみる限り抑うつ状態とは思えません。
　師長は、Dさんにどのようにかかわるべきか悩んでいます。

1 / 事例に起こっていること

　Dさんは、最近は身だしなみが乱れるなどのセルフケアの低下があり、暗い表情で、たびたびインシデントを起こすという状況から、中等度の抑うつ状態であると考えられます。
　また、「自分が仕事ができないのは、周りの人の教え方が悪いせい」という他罰的な思いがあること、休みの日は手足が鉛のように重く、ずっと寝ていることや、過食気味であること、仕事以外のプライベートの活動ができていることから、現代型うつ病の傾向があると考えられます。
　現代型うつ病になりやすい人は、自己愛が強く未熟な人格といわれます。防衛機制としての逃避が考えられ、Dさんの場合は、ストレッサーは看護師という仕事であり、そこから逃避したいという心理がベースにあることが考えられます。

2 事例への対応

　以下の事例への対応は、離職ではなく、人材育成を進めることを前提として解説します。Dさんは1年間働いており、組織としては2年目も引き続き人材育成をしていくことを決定しています。

対応者に求められること（図Ⅴ-6）

（1）承認欲求を満たす

　現代型うつ病の人の特徴（自己愛が強く未熟な人格である）に効果的なかかわり方は、ほめて、成功体験を積み重ねていくことです。Dさんのように、自分の起こしたインシデントについて内省しない場合も、Dさんの可能性やできていることを認めていくかかわりをし、Dさんのやる気を引き出します。面と向かって「なぜ人のせいにするのか」「なぜ仕事の責任を負わないのか」と叱っても、

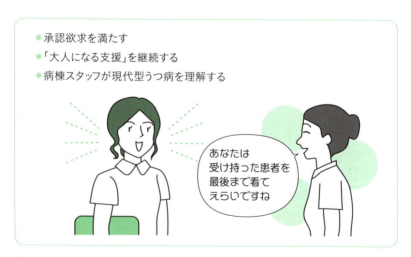

● 図Ⅴ-6　対応者に求められること

効果がないどころか、不満を感じ反抗的な態度をとるだけです。

　たとえば、遅刻せずに来ていることや、受け持った患者を最後まで看ていることを承認する、先輩に敬語を使えたことを大人として魅力的であるとほめるなどです。社会人として当たり前のことと思わず、また大げさなくらい承認するくらいでちょうどよいと筆者は考えて接しています。

（2）「大人になる支援」を継続する

　Dさんは学力が高いかもしれませんが、これまで「大人になる支援」を得る機会が妨げられてきたという可能性が考えられます。人格的には青年期以前で停滞しているととらえて、大人として必要な判断や振る舞いを丁寧に教え続けていきます。

　Dさんが大人として成長していくには、安心できる同僚や上司からの支援を得ながら成功体験を積み重ねていくことが最も重要となります。

（3）病棟スタッフが現代型うつ病を理解する

　現代型うつ病は「仕事には行けないがプライベートの活動はできる」ということが一つの特徴です。この特徴を病棟スタッフに伝え、理解してもらいます。そうすることで、Dさんの復職がスムーズに受け入れられるようになります。

　一方で、SNSへの投稿については、一つの特性であることを理解しつつも、好ましくないことをDさんにはっきりと伝えます。その際には、師長が威厳をもって伝えることが肝要です。近年ではお友だち感覚の看護管理者もいますが、現代型うつ病の人を相手にする場合、軽んじられて効果がありません。

休職時に特に注意すること

　休職時の心理教育については、「13　休職中の看護師」を参照し

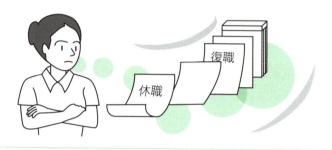

- 遅刻や欠勤を繰り返す場合は、組織の規定に則して休職を命じる(そのための根拠をあらかじめ就業規則に定めておく)
- 同一の疾病により休職と復職を繰り返す場合は、前後の休職期間を通算するなど、期限を明確にする
- 人事異動や職務の変更については、本人の希望だけでなく、主治医の意見や現場の状況などを総合的に判断して決定する

● 図Ⅴ-7　休職に関する就業規則の検討事項

てください。現代型うつ病の人が、抑うつ状態によって休職に入る場合は、図Ⅴ-7について組織で検討しておきます。

　現代型うつ病の場合、休職するとなかなか復帰できず、また休職を繰り返す傾向があります。同一の疾病で休職と復職を繰り返す場合は通算した休職期間とするなど、組織の規則を明確に伝えておきます。

3／まとめ

　現代型うつ病やその傾向がある看護師に接するのは、非常に根気が必要です。しかし、子育てのつもりで「大人になる支援」を続けていき、存在が認められ仲間であると実感できる職場風土があれば、社会人として成長していく可能性が高いといえます。

> Mental Health

6 空気が読めない新人看護師（自閉スペクトラム症）

　Eさんは、看護系大学を卒業した男性の新人看護師です。Eさんの仕事ぶりについて、Eさんのプリセプターから師長に相談がありました。

　Eさんは、入職当初から毎朝7時30分に病棟に来て、8時30分まで電子カルテから情報収集をします。このときにほかの看護師や医師が電子カルテを必要としていても、Eさんは気がつきません。

　バイタルサインの測定では、丁寧に挨拶をし、血圧、脈拍、呼吸、呼吸音や腸蠕動音の聴取をすべての患者に実施します。プリセプターが、「この患者さんは呼吸器疾患ではないし、明日退院だから呼吸音は必要かな？」と尋ねても、「あ、はい」と答えるのみで、理解できていない様子です。ほかのスタッフも、Eさんとペアになると業務が進まないと話しています。

　患者が「明日の検査は朝食を抜いて待たないといけないのですか？」と尋ねたり、「夕べは眠れなくてね。今日はちょっと身体もだるい」と話しかけたりしても、その言葉に返答せず「これから血圧を測らせてもらいますね」と作業を続けます。

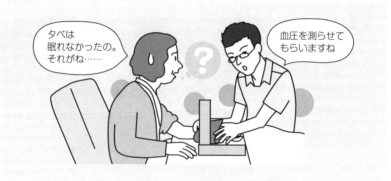

無視されたと感じる患者からのクレームが増えていました。

　プリセプターが、「Eさん、最近、患者さんからクレームがあるのですが、何か心当たりはありますか？」と尋ねると、「ありません」と答えます。またプリセプターが「仕事を始めて半年経ったけれど、仕事のペースがゆっくりなので仕事の仕方を工夫しましょうか」と言うと、「僕は僕なりのやり方があるので、大丈夫です」と答えます。

　勤務時間は17時30分までですが、プリセプターの仕事が終わっていなくても帰ろうとするので注意をすると、「勤務時間は17時30分までですよね？」と言います。

　師長も、心電図モニターのアラームが鳴っても立ちつくしていたEさんに尋ねると、「アラームがなぜ鳴っているのかわからないのに、消音していいのかわからなかった。近くに誰もいなかったのでその場にいました」と話しました。

　Eさんは師長との面談で、「指導者が何を求めているのかがわからない。成長するとか、仕事が遅いということが、具体的にどのようなことなのかわからないし、自分がどのレベルになればよいのかを示してくれない」と話しました。また、「指導者が『仕事が遅い』と言うので、ほかの新人看護師に比べて

仕事が遅いのだと思います。自分一人だけ夜勤に入れないし、ほかの新人より自分が劣っていると思うとつらい」と話しました。

1 ／ 事例に起こっていること

　Eさんには、自閉スペクトラム症の3つの領域「社会性」「コミュニケーション」「想像力（認知）」の特性がみられます（第Ⅳ章「4　発達障害」参照）。

　「社会性」の特性として、Eさんなりのやり方で仕事をしていくため、プリセプターやほかのスタッフは一緒に仕事をしていくことに苦痛を感じています。

　また、患者の問いかけに適切な返事ができない、わからない対処について誰かに尋ねることができないなど、「コミュニケーション」の特性が認められます。

　患者の情報収集や、バイタルサインのとり方が一律、17時30分までが就業時間であるというこだわりがあります。ほかのスタッフが電子カルテを使おうとしていることが読み取れない、患者の苦痛を理解できない、患者の質問の意図や重要性を認識する力が弱い、指導者が求めていることがわからない、仕事のゴールがわからないなど、「想像力（認知）」の特性もみられます。

　診断は受けていませんが、以上のことから、Eさんには自閉スペクトラム症の特性があるので、Eさんに見合った指導が必要です。

2 ／ 事例への対応

対応者に求められること

　自閉スペクトラム症の看護師への対応者に求められることを**表V-7**に示します。

　Eさんのような特性の看護師は、様々な看護師のやり方を理解するのは難しいといえます。できるだけ同じ人、あるいは数名に固定して指導します。看護師はそれぞれのやり方をアレンジしたり、このタイミングで患者に声をかけるなど、こだわりをもっている人も多いのですが、手順以外の方法についてはあえて教えず、手順だけを何度も教えていきます。看護手順やe-ラーニングに則って、統一した見解をもって教えます。

　特性を踏まえた現実的な指導方法については、基本的には**表V-7**の方法を組み合わせて用います。

対応の具体例

（1）パターン学習

　たとえば、患者のバイタルサインのとり方が一律であることにつ

■ 表V-7　対応者に求められること

●問題点を具体的に示す（具体化）
●視覚的な認知に訴える（ビジュアルラーナー）＊
●パターン認識、パターン学習を積み重ねる（構造化）
●よくある事例で実践的な練習を積み重ねる

＊ビジュアルラーナー（visual learner）：見て学ぶ人。

いては、その患者に必要かどうか、患者の状態と測定のルールのパターン学習が効果があるかもしれません。

患者の苦痛に適切な声かけができない場合は、「眠れない」「つらい」というキーワードのときの返答例として「そうですか。それはつらいですね」と答えるなど、具体的に教えます。

Eさんは、アラームが鳴っているときにその理由が理解できないのに勝手に消音してはいけないということにこだわっていました。そこで、アラームが鳴ったときは近くの人に聞く、患者を観察する、もし患者に異常があればナースコールを押すというような具体的な方法を教えます。アラームが鳴ったときに近くに誰もいない場合もあるので、その場合は人を探しに行くという方法も教えておくとよいでしょう。

（2）具体的で統一した指示

17時30分になると帰ろうとすることについては、Eさんは就業時間が17時30分までであるというルールにこだわっているので、その時点で仕事が終わっていない場合は仕事を終わらせてから帰る、というルールを追加するとできるようになる場合があります。

また教育担当者を一番悩ませているのは、指導者が求めていることがわからない、あるいは仕事のゴールがわからないという点です。Eさんのように自閉スペクトラム症（傾向）の看護師には、具体的な行動レベルで示す必要があります。そこに看護的な視点を入れたり、気持ちに焦点を当てると理解が難しくなります。長期目標、短期目標などは紙面に示す（視覚的な認知に訴える）ことで理解しやすくなります。曖昧な表現ではなく行動レベルで記載して説明するとよいでしょう。

「臨機応変に」や「適当に」という表現はまったく理解できません。指導者には指導の方法をきちんと言語化して説明する力が求められます。

▶ 3／まとめ

　自閉スペクトラム症の看護師への対応で最も重要なことは、特性を弱みとしてではなく、強みととらえることです。弱みととらえると、チームで仕事をしていくという発想につながりません。得意な業務がある場合は、その業務をさせることも大切です。オールマイティにこなす看護師だけを育成するという発想は、時に人材育成の弊害になることがあります。機能別看護で働くことができるのであれば、それを受け入れる柔軟性が組織にはほしいものです。

7

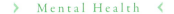

自分のやり方にこだわる看護師
（自閉スペクトラム症）

　今年度から、点滴や内服などの各種薬剤を安全で確実に提供するために、病棟の薬剤管理としてPDA*を導入することになりました。PDAの導入によって、これまでは看護師間で確認するだけだった作業に、薬品のバーコードと処方箋データを照合する作業が増えました。しかし、結果的には業務の合理化など改善につながります。

　PDAの導入後、38歳の男性看護師のFさんは、「自分には自分のやり方があるので必要ない」と言い、PDAを用いた薬剤管理の方法を覚えようとしません。そのため、チームで仕事をするうえで支障が出るようになりました。

　ある日の夜勤で、Fさんはバーコード認証をせず一人で点滴を交換し、誰も確認しなかったため、インシデントを起こしてしまいました。

---

*PDA（personal digital assistant）：携帯型の情報端末で、点滴の交換や投薬時に、医薬品の包装などにあるバーコードと処方箋のデータとを照合すると、同時に看護記録にも情報が反映される。

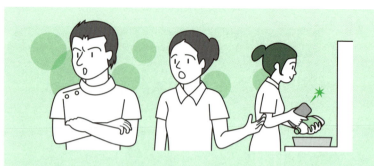

　翌朝、師長はFさんにPDAを導入した目的を説明し、病院のルールに従うよう伝えました。するとFさんは、「その方法をとらなくても、自分は何も困りません。これまでどおり自分のやり方でいきます」と答えました。
　FさんがPDAの使用を拒否したため、今後もインシデントを起こす可能性があります。師長は、何度もFさんを説得しようとしましたが、応じてくれないため、どのようにかかわればよいのか困っています。

1／事例に起こっていること

　Fさんは、ふだんから独自の手順を繰り返すことに強いこだわりがあり、新しいことを受け入れようとしません。柔軟に考えることができず、変化に対し苦痛を感じていることが推測されます。Fさんは、自閉スペクトラム症の「行動、興味、または活動の限定された反復的な様式」[3]を示す傾向がみられると思われます。
　自閉スペクトラム症は、症状の濃淡によってこだわりの強さが変わってきます。Fさんの場合、自分のやり方にこだわって仕事をし、インシデントを起こしました。これは、組織で働く職業人として不適切といえます。

2／事例への対応

対応者に求められること

　対応者には、繰り返し説明するなど、根気強いかかわりが求められます（**表Ⅴ-8**）。

（1）見通しが立てられるように説明する

　Fさんは、変化することによって見通しが立たないことに対して苦痛を感じていると思われます。まずはなぜ必要なのか、それを導入することでどのような成果があるのかについて、繰り返し伝えます。

（2）実際の手順を見せる

　見通しを立てやすくするために、実際の手順を見せながら流れを理解してもらいます。しばらくは一緒に行動しながら何度も説明を繰り返すことで、少しずつ変化に対応できるようになる人もいます。

（3）ハラスメントへ対応する

　なかには融通がきかず、怒りをあらわにする人もいます。時にそれがハラスメントになるほど激しい人もいます。そのような場合は、組織の規定に則り、指示に従わない場合の対策をとります。

■ **表Ⅴ-8　対応者に求められること**

- 見通しが立てられるように説明する
- 実際の手順を見せる
- ハラスメントへ対応する

3 ／ まとめ

　自閉スペクトラム症は、社会性、コミュニケーション、想像力（認知）の領域に特徴があります（**図Ⅳ-4**参照）。大人の自閉スペクトラム症（傾向を含む）は、以下のような症状がみられます。

● 対人交流が困難である（相手や状況に自分の行動を合わせることが苦手、言葉どおりに受け取る、代名詞の理解が苦手など）
● 行動、興味、活動の限定された反復的な様式を示す（小さな変化でも苦痛を感じる、柔軟な考え方をすることが苦手、決まった順序にこだわるなど）

　自閉スペクトラム症（傾向）の看護師へのかかわりでは、ベースに見通しが立たないことへの不安があることを理解し、繰り返し説明し、見通しが立てられるようにかかわっていくことが求められます。根気強く説明することで、ある程度の変化が可能な人も多いので、レッテルを貼らず、適切な対応をしていきましょう。

8

> Mental Health <

時間処置の
抜けが多い新人看護師
（注意欠如・多動症）

　Gさんは2年目の看護師です。小学生のときに注意欠如・多動症（注意欠陥・多動性障害）と診断されましたが、特に通院治療はせず、通常の学級で学力にも問題はありませんでした。

　Gさんは、入職当初から患者の情報収集に漏れが多く、また時間処置（決まった時間に行わなければいけない処置）も見落としがあります。一人立ちができないと判断され、日勤のみで、現在は8人の患者をPNS[*]で受け持っています。ワークシートに患者に実施すべき処置を記載していますが、やはり時間を見落とすことがあります。

　Gさんは、言葉で伝えても理解しにくいことがあるため、パートナーが優先順位を紙に書いて示しています。その方法は有効で、書かれたことについては、順番にチェックしながら仕事を進めることができます。しかし、割り込みの仕事が入ると、中断された仕事の再開を忘れることや、研修のレポートを期限内

---

[*]PNS（partnership nursing system）：福井大学医学部附属病院が開発した「2人1組」で患者を担当する看護提供体制。

に提出することができません。

　Gさんは、患者に対して友達のような、なれなれしい言葉づかいをすることがあり、注意すると反省するのですが、同じことを繰り返しています。また、楽しい話題を多くもっており、人が話していても割り込んで話し始め、途切れることがありません。

　ある日、処置の予定時間を見落とし、血糖測定とインスリンの投与を忘れ、パートナーも気づかずインシデントを起こしてしまいました。Gさんは泣きながらパートナーに謝りましたが、気分の落ち込みが強く、師長と面談することになりました。

　師長と面談したGさんは、「どうしてこうなるのでしょうか。先輩たちに迷惑ばかりかけて、どうすれば見落とさないようにできるんですか」と涙を流しながら話しました。「新人看護師も入職し、追い越されたらどうしよう」という不安も聞かれました。

　指導者も、Gさんがどこまで成長できるのか、何をゴールに教育していけばよいのかと悩んでいます。

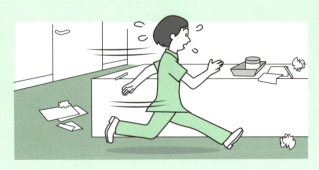

8　時間処置の抜けが多い新人看護師（注意欠如・多動症）

▶ 1 ／ 事例に起こっていること

　Gさんには以下の特性があるようです。まず、様々な話題が頭に浮かぶ、患者に対して友達のような、なれなれしい言葉づかいをするという「多動性」、人の話に割り込み、話し始めると止まらないという「衝動性」、患者情報の見落としや時間で行う処置が抜ける、割り込みの仕事が入ると、中断された仕事を再開することを忘れる、レポートを期限内に提出できないという「不注意さ」です。

　以上のことから、Gさんには注意欠如・多動症の特性があると判断でき、Gさんはその特性に合わせた仕事の仕方を学ぶ必要があります。また、インシデントを起こし、気分の落ち込みもみられるので、ケアが必要と思われます。

　指導者は、Gさんのパートナーの負担が大きいことを心配し、Gさんの指導方法がわからないため効果的な人材育成ができないことを負担に感じています。

▶ 2 ／ 事例への対応

●●●▶ 対応者に求められること

　注意欠如・多動症の「多動性」「衝動性」「不注意さ」の3つの特性を踏まえた、現実的な指導が必要です（**表Ⅴ-9**）。

（1）「衝動性」への対応：衝動的に発言しないように、話す前に一度考える癖をつけさせる

　衝動性を自覚するように声をかけ、その時々に注意をしながら、立ち止まってどうすべきかを考えさせます。患者と会話が弾んでい

■ 表Ⅴ-9 対応者に求められること

- 「衝動性」への対応：衝動的に発言しないように、話す前に一度考える癖をつけさせる
- 「不注意さ」への対応：多重課題を少なくする（刺激の抑制）

■ 表Ⅴ-10 「不注意さ」への対応

- 作業内容の構造化
- 刺激の抑制
- 時間の構造化
- 行動療法

るときも衝動的に発言しないように、話す前に一度考えるよう伝えます。

（2）「不注意さ」への対応：多重課題を少なくする（刺激の抑制）

やるべき課題が多いと意識からはずれてしまうので、可能な範囲で課題や業務を少なくして割り当てます。

基本的には表Ⅴ-10の4つ方法を組み合わせて用いるため、その4つで具体的な方法を検討するように指導します。

 対応の具体例

（1）時間処置が抜ける

患者のワークシートは数枚にわたっているため注意が逸れやすいので、1枚の紙に記載します（作業内容の構造化）。たとえば、時間を忘れてはいけない処置は色字にするなど、視覚的に工夫します（時間の構造化、図Ⅴ-8）。

（2）教育の目標設定

目標は具体的に示します。「時間どおりに処置する」を目標にするのではなく、たとえば、「1週間でワークシートを活用して処置の優先順位を考えることができる」とします。目標設定のコツは

時間	処置内容	患者名
9時	~~バイタルサインの測定~~	~~Aさん、Bさん、Cさん、Dさん~~
9時30分	清拭の準備	~~Bさん、Dさん~~
10時	清拭	Bさん
10時30分	清拭	~~Dさん~~
11時	清拭の片づけ	
11時30分	血糖測定、インスリン	Cさん
	清拭（10時にできなかったので）	Bさん

● **図Ⅴ-8　刺激を抑制する方法（ワークシートの記載例）**

時間で行う必要がある処置は色字に、終了した処置は線を引いて消す。

■ **表Ⅴ-11　目標設定のためのSMARTの原則**

- S：specific（具体的に）：目標が具体的で明確であること
- M：measurable（測定可能な）：目標は測定できること
- A：achievable（達成可能な）：目標は達成可能であること
- R：relevant（realistic）（現実的な）：目標は妥当であること（現実的であること）
- T：timed（time-limited）（期限設定）：目標に期限があること（時間制限があること）

SMARTの原則[4]を用いるとよいでしょう（**表Ⅴ-11**）。

　また、長期目標や短期目標を視覚的に紙面に示し、短期目標を達成したらチェックを入れる、あるいは線を引いて消すなど、目に見える形で示します（行動療法）。

（3）期限内にレポートを提出できない

　レポートを書くまでのプロセスを分けて提出させましょう。たとえば、①構成、②はじめに、③実施した内容、④考察などと分け、それぞれの締め切りを決めて、小分けに提出させます（作業内容の構造化、時間の構造化）。その際、こまめに声をかけて作業が遂行できるようにします。

3 ／ まとめ

　一番のポイントは、どれだけすっきりと構造化したワークシートが作れるか、です。色分けするなど見やすさに焦点を当て、本人がこれならできるというまで話し合います。

　また、多重課題を行わせると、意識からはずれてしまいます。1つのことを終えるまではほかのことをさせないほうがよいのですが、看護師の業務は多重課題になりがちです。看護管理者は、可能な限り課題が重ならないよう調整しましょう。

9 点滴の滴下数の計算ができない新人看護師（限局性学習症）

> Mental Health

　看護系大学を卒業した新人看護師のHさんは、4月は主に先輩看護師と仕事をし、特に問題はありませんでした。1か月が経ち、患者数名を受け持つようになりました。

　Hさんの担当患者の手術前日、輸液を点滴することになりましたが、Hさんは滴下数の計算ができません。先輩看護師は、新人だからと思い、一緒に滴下数を計算しました。しかし、それ以降もHさんは滴下数や濃度の計算ができるようにはなりません。

　Hさんは簡単な暗算はできるため、先輩看護師は練習問題を作成して繰り返し指導しましたが、時間をかけても滴下数の計

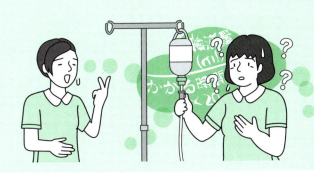

算ができません。数字の概念（数字の大小や関係性）が理解できていないようです。

　結局、滴下数の計算はダブルチェックをしていますが、いつまでもこの状態を続けていくわけにもいきません。先輩看護師は、どのように指導すればわかってもらえるのか悩んでいます。

1 ／ 事例に起こっていること

　Hさんには、限局性学習症の可能性が考えられます。限局性学習症は、全般的な知的能力と比べて、「読む」「書く」「計算する」のいずれか、もしくは複数の領域に極端に困難さが現れる状態をいいます。そのため、会話は問題ないが文章の音読が難しい、似ている文字を間違える、数量のイメージがもてない、マニュアルが理解できない、メモをとれないなどの行動がみられます。

　看護師は、看護基礎教育課程や国家試験を経ているので、極端な学習症はいないと思われます。しかし、限局性学習症のグレーゾーンの看護師がいる可能性はあります。それは、滴下数の計算や濃度の計算ができないという状況で確認されます。

2 ／ 事例への対応

対応者に求められること

　限局性学習症は、繰り返し練習してもなかなかできるようにはなりません。時間がかかるうえに間違えることもあります。計算がで

■ 表Ⅴ-12　対応者に求められること

- ●ペアとなった看護師が確認する
- ●「限局性学習症」というレッテルを貼らないように配慮してかかわる

きるようになることを目標にかかわるよりも、指導者やペアとなった看護師が確認しながら一緒に行うのが現実的な対応となります（**表Ⅴ-12**）。

　近年は、輸液量と滴下数が一覧表になっているツール（輸液スケールなど）も市販されていますが、数字の概念が理解できていなければ、使いこなせなかったりします。それらに頼ることなく、必ず誰かが確認しましょう。

3 ／ まとめ

　国家試験には計算問題もありますが、それをクリアしなくてもほかの項目ができていれば合格します。滴下数の計算が困難な看護師に出会った場合は、インシデントやアクシデントが起こらないように、必ずほかの人が確認しましょう。その際、「限局性学習症」というレッテルを貼ることのないように配慮してかかわることが前提です。

10

> Mental Health <

自殺を目撃した看護師
①初期の対応

　師長が日勤で出勤すると、夜勤帯のリーダーから入院中の患者が病棟のトイレで縊首して心肺停止状態で発見されたと報告を受けました。発見後に救命措置がなされましたが、患者は亡くなりました。

　師長は、夜勤を担当した2年目の看護師のIさんと5年目の看護師のJさんと話し、大変な夜勤になったこと、頑張ってくれたことをねぎらいました。

　担当した2人は、「何も気づいてあげられなかった」「配膳のときにいなかったのに、どうして探しに行かなかったのだろう」「患者さんと家族に申し訳ない」「どうして死んじゃったの」と自分たちを責め、泣いています。

　Iさんは発見者であり、時々空を見るようにぼんやりし、師長の話も耳に入っていない様子です。また、その出来事がなかったかのような発言もします。泣いているかと思うと、笑顔になるなど感情も不安定です。

　Iさんは明日は休みですが、明後日から日勤が続きます。勤務ができるのだろうか、不安定に見えるIさんを一人で帰して

156　第 V 章　メンタルヘルスサポートの実際

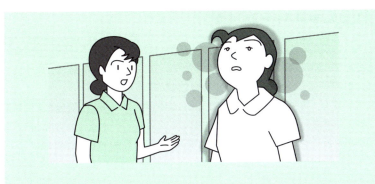

いいのかなど、師長はどのようにかかわればよいか困ってしまいました。

1 / 事例に起こっていること

Iさんは自殺現場を目撃し、その現実に圧倒されました。今回は縊首ですが、病院で起こる自殺は、屋上からの飛び降り、自分を刃物で傷つける、大量服薬など様々な方法によります。屋上からの飛び降りの場合は、階が高いほど遺体の損傷が激しくなり、目撃する人の衝撃も強くなります。Iさんは、トイレで縊首し心肺停止状態の患者という刺激がストレッサーとなり、惨事ストレスを呈していると思われます（**表V-13**）。惨事ストレスは異常事態における正常なストレス反応ですが、衝撃の強さから急性ストレス反応や心的外傷後ストレス障害を呈することがあります。

Iさんの場合、非常に強いストレッサーにさらされたのですから、泣いたり強い自責感を抱くのは正常な反応です。師長の話も耳に入らずぼんやりしているように見える、泣いているかと思うと笑顔になるなどの反応は、感情の麻痺や防衛機制の分離*、あるいは心的外傷による急性ストレス反応の解離症状だとも受け取れます。

いずれにしても今は直後であるので、どのように症状が変化して

■ 表Ⅴ-13　惨事ストレスによるストレス反応

- 心理面の反応：気分が沈み、わけもなく泣きたくなる、イライラして怒りっぽくなる、何をする気にもなれない、周りの人から孤立しているように感じる、感情麻痺、生き残ったことへの罪責感（サバイバーズギルト）を抱く
- 思考の変化：集中力が鈍り考えがまとまらない、物忘れをする、理解力や判断力が低下する
- 身体的な反応：吐き気、胃痛、便秘、下痢などの胃腸障害、頭痛、寒気、熱感、めまいなど

いくのかを確認していく必要があります。

2／事例への対応

初期対応者に求められること

初期の対応として大切なことを**表Ⅴ-14**に示します。

（1）発見者やかかわった人を責めない

　まずは、発見者やかかわった人をねぎらいます。「なぜそのようなことになったのか」「あなたたちは何をしていたのか」「いつ誰が対応したのか」と批判的にならないようにします。

　医療安全上の事情聴取をこの時期にするのは、メンタルヘルスサポートの観点からは避けたほうがよいのですが、必要な場合は、1人で対応させるのではなく、産業保健スタッフなど第三者と共に対応させましょう。

＊分離：受け入れがたい状況に直面したときに生じる思考と感情、あるいは行動と感情が切り離された状態。

■ 表 V-14　初期対応者に求められること

- 発見者やかかわった人を責めない
- 強いストレス反応（解離症状など）への対応
- 心理教育の提供
- ストレス（自殺現場）に少しずつ慣れていく
- 通常の生活リズムで過ごす
- 患者と強いかかわりのある看護師を把握する

（2）強いストレス反応（解離症状など）への対応

　自殺現場の目撃や暴力や暴言を受けるなど異常事態に対する正常な反応として、Iさんのように解離症状を呈することがあります。ストレスにさらされた直後には、温かい飲み物を提供したり、一緒に呼吸法を行うなどリラックスできるように働きかけます。飲み物を勧める際、カフェインはさらに不安を高めるためカフェインを含まない飲み物がよいとされています。

　「Iさん、何か飲みますか？」と声をかけた後は、「Iさん、今が何時かわかりますか？」か「今どうしたいですか？」などと尋ね、「今」を実感できるように話しかけましょう。解離症状が生じてぼんやりしている時間が続く場合は、可能であれば家族の人に迎えに来てもらうなどして自分で車を運転して帰るなどは避けます。

（3）心理教育の提供

　少し落ち着いてきたら、今Iさんに起こっている反応や、これからどのようなことが起こるのかについて説明します。今、感情が乱れるのはそれほど大きなショックを受けている状況であること、異常事態の正常な反応であること、しばらくすると症状は軽減していくことを伝えましょう。

　また、これから起こることとして、現場の状況を夢にみたり、目を閉じると発見時の状況が思い出されたり、眠れないなどがあります。初めはリアルに思い出されても、通常であれば、次第に光景は

薄くなっていきます。しかしその症状が強すぎて日常生活に影響を与えるようであれば、治療が必要となる場合があります。１か月経っても症状が改善されない、あるいは症状が重くなるようであれば専門家に相談したほうがよいことを伝えましょう。

（4）ストレス（自殺現場）に少しずつ慣れるようにサポートする

　自殺現場を目撃すると、その場所を回避する症状が現れます。でもそれは当然の反応です。初めは無理に近づかなくてよいことを話し、可能であれば少しずつ意識的にその場所を通るようにサポートしていきます。本人が無理だという感覚があるうちは近づかなくてよいことを伝えてあげましょう。

（5）通常の生活リズムで過ごせるようにサポートする

　Ｉさんは、明後日から日勤が続きます。今日の夜勤明けから明日はゆっくりと休み、明後日からは必ず出勤するように伝えます。できるだけ日常生活を送ることが、精神状態の回復のためには良いといわれるため、予定どおりの勤務をしながら、精神状態や症状の悪化、睡眠が著しく不足していないかを把握します。筆者の経験では、１か月ほどで大多数の看護師は症状が落ち着いてきます。

（6）患者と強いかかわりのある看護師を把握する

　今回の自殺は、Ｉさんと先輩看護師のＪさんが勤務しているときに起こりました。２人以外にも、受け持ち看護師や同じチームの看護師など患者と強いかかわりのある看護師がいるはずです。

　早い段階でスタッフがどのような思いをもっているのかについて、自由に気持ちを表現できる場をつくる必要があります。その際、看護管理者はスタッフが言いっぱなし、聞きっぱなしに徹することができるように場をつくることが重要です。発言を批判することや、犯人探しなどをしないよう注意します。

　語られる内容や反応から、今回の出来事に影響を受けている人を把握し、個別に話を聴き症状を確認します。精神看護専門看護師や

臨床心理士がいる場合は同席してもらい、初期段階から連携していくとよいでしょう。

3 ／ まとめ

　初期対応ではまず、責められていないと実感できるかかわりが最も重要です。様々な症状を呈することは、異常事態に対する正常な反応であることを理解し、日常生活や通常の勤務ができるようにサポートすることが大切です。

11 自殺を目撃した看護師 ②中期の対応

> Mental Health

患者の自殺から3週間が経ちました。病棟のスタッフは、自殺を目撃したIさんを責めることなく愛他的にかかわり、Iさんはその後休むことなく勤務をこなすことができました。病棟の雰囲気は、一見すると何もなかったかのように日常を取り戻しているようです。

ある日、Iさんと共に自殺を目撃した5年目の看護師のJさんが、「結局この病棟でつらい思いをしたのは、私とIさんだけです。病棟は何もなかったかのように、まるで封印しているように感じます。これでは患者さんも報われません。また同じようなことが起こると思います」と師長に訴えました。

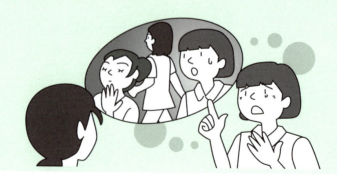

師長が話を聴くと、Jさんは患者の自殺以来やる気がなくなり、夜勤では強い緊張を感じると話しました。後輩のIさんを守ることに必死だったので、Iさんが自分を責めず働いていることは嬉しいが、最近改めて自分のつらさに焦点が当たるようになったこと、病棟で自殺について語るのはタブーのように感じ、自分の話をする場がないことを訴えました。

Jさんは、睡眠や食事はとれています。しかし、仕事をしていくモチベーションが低下し、仕事を続ける自信がないこと、患者と最後に話したのは自分であり、あのときもっと違う言葉をかけていれば患者は死なないで済んだと思うこと、自分が生きていてどうしてあの患者が死ななければならなかったのかという考えが消化できずに頭をぐるぐる回ることも話しました。

▶ 1 ／ 事例に起こっていること

患者の自殺の目撃は、初期対応時は病院や病棟全体がまとまり事態を重要なこととして扱うことが多いのですが、時間の経過とともにそうした動きは少なくなっていきます。また、回復のスピードには個人差があり、そのことを語りたい人もいれば、語りたくない人もいます。多くの場合は、語らないようにする力が働きます。触れないほうが楽だからです。

自殺のような惨事ストレスの後は、気分が沈み、わけもなく泣きたくなる、イライラして怒りっぽくなる、何をする気にもなれない、周りの人から孤立しているように感じる、感情麻痺、生き残ったことへの罪責感（サバイバーズギルト）などを呈します（**表V-13**参照）。3週間が経ちましたが、Jさんはこれまで自分のことよりIさんのことを気にかけてきました。自分の感情や起こっている反

応を見つめる余裕がなく、Ｉさんが落ち着いてきた今、自分の感情に目が向けられ始めたものと思われます。

Ｊさんは、気分が沈み、何をする気にもなれず、周囲の人から孤立しているように感じ、生き残ったことへの罪責感を感じています。そのため、このタイミングでしっかりと話を聴いて、Ｊさんが消化できるようにサポートする必要があります。

▶ 2 ／ 事例への対応

中期の対応として大切なことを**表Ⅴ-15**に示します。

（1）感情の表出（カタルシス）を促す

まずＪさんが自分に起こっていることをありのままに安心して表現できるように支援します。その際、無理に話さなくてもよいことを保証します。聴き手は、掘り下げ過ぎないように相づちを打ちながら聴くとよいでしょう。Ｊさんが安全に表出できる部分だけを、批判せず聴くことに徹します。

（2）症状を確認する

心的外傷後ストレス障害で生じる侵入症状[*]、過覚醒症状、回避症状について、話を聴きながら当時に比べて症状の程度がどのように変化しているのかを確認します。悪化しているようであれば専門家に相談するよう促します。日常生活や仕事がそれなりにこなせていれば、情緒的サポートを続けていきましょう。

（3）セルフコンパッションへの介入

聴き手はまず、Ｊさんを心配していることを伝え、「Ｉさんのた

---

[*]侵入症状：トラウマとなった出来事に関する不快で苦痛な記憶が突然蘇ってきたり、悪夢として反復される。また思い出したときに気持ちが動揺したり、身体生理的反応（動悸や発汗）を伴う[4]。

11 自殺を目撃した看護師②中期の対応

■ **表Ⅴ-15　中期の対応として求められること**

- 感情の表出（カタルシス）を促す
- 症状を確認する
- セルフコンパッションへの介入
- 看護師としてのアイデンティティの再構築を支える

め、ひいてはこの病棟のために重要な役割を果たしてくれてありがとう」と感謝の気持ちを伝えます。Ｊさんは自分だけが取り残されるような孤独感を感じているので、Ｊさんのつらい思いに気づかなかったことを謝罪し、病棟のスタッフもそれぞれのペースで消化していること、皆も今はつらい時期であることを伝えます。

　Ｊさんは過剰な同一化や自己批判を強めている可能性があるので、聴き手は感謝の言葉を伝えたうえで、「自分自身に優しい言葉をかけるならどのような言葉か」について話し合います。

　マインドフルネスの実践や、「私の悩み苦しみがなくなりますように」などの慈悲の瞑想のフレーズをＪさん自身が言えるようにサポートしていきましょう。

（4）看護師としてのアイデンティティの再構築を支える

　患者の自殺の目撃という体験は、看護師としての自信を大きく失わせ、看護師としてのアイデンティティが揺るがされる体験といえます。自分は看護師失格であるという認識をもちやすい状況なので、Ｊさんの看護師としての強みを言葉にして伝えていきましょう。Ｊさん自身、すぐには認められなくても、アイデンティティの再構築に役立ちます。

3 ／ まとめ

　自殺という出来事から数週間経つと、病棟には様々な変化が起こ

165

ってきます。誰かをスケープゴートにすることで安寧を保つ人や、「くさいものには蓋」とばかりに、なかったかのように振る舞う人も出てきます。

　看護管理者が理解しておかなくてはならないことは、それほどつらい体験であるからこそ起こる反応であるということです。スタッフに対しては、何かあれば話してほしいというメッセージを伝えます。様々な消化のスピードの人がいることをお互いが認め合えるように支援することが重要ですが、看護管理者が一人で抱え込まないように、初期から精神看護専門看護師や臨床心理士、あるいは看護部と連携していきましょう。

12 患者からの暴力で病室に行けなくなった看護師

> Mental Health

　10年目の看護師のKさんは、精神科病棟での経験は2年目です。日勤帯で40歳代の女性患者Mさんを担当していました。Mさんは統合失調症で幻覚と妄想が強いため、個室に入院していました。

　Kさんが検温のために訪室すると、険しい表情のMさんがいきなり殴りかかってきました。殴られたKさんは反動で転びそうになり、このままではまた殴られると思い、個室を出て廊下にうずくまりました。隣室にいた看護師が物音を聞いて駆けつけ、Kさんをナースステーションに連れて行きました。ほかのスタッフはMさんの対応をしています。

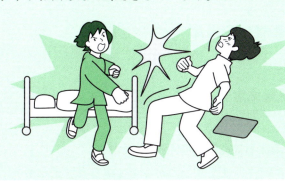

ナースステーションに戻ったKさんは、ぼんやりし、話しかけても答えることができません。Kさんを連れて来た看護師は、身体をさすり、けががないか確認しました。Kさんはしばらくして何が起こったのかを話し始めましたが、感情が麻痺しているようで、急に笑い出すなど、その場にそぐわない感情をみせています。師長は、このまま勤務を続けられる状況ではないと判断し、その日の残りの勤務を休ませることにしました。

　翌日、Kさんは出勤しましたが、病室に行くことができないと言い、休憩室で泣いています。強い恐怖のため、過換気発作を起こしています。師長はKさんにどのようにかかわればよいのか迷っています。

1 事例に起こっていること

　Kさんは患者から身体的暴力を受け、個人の尊厳を著しく傷つけられています。ストレス反応として、圧倒されるほどの恐怖感で強い不安を感じ、過換気発作を起こしています。また、その出来事を思い出させる病室に行くことができない（回避症状）など、急性ストレス反応を呈していると思われます。

2 事例への対応

初期対応者に求められること（表V-16）

（1）安全を確保し安心感を与える

　初期の対応として、まずKさんが安全であると思える場所に避難

■ 表Ⅴ-16　初期対応者に求められること

- 安全を確保し安心感を与える
- 身体的な傷害の有無を確認し、受診を促す
- 二次受傷を最小限にする
- 傷ついた思いを理解し、いたわる

します。その際、誰かが付き添い安心感を与えるようかかわります。

（2）身体的な傷害の有無を確認し、受診を促す

　Kさんは、反動で転びそうになるほどの力で殴られるという身体的暴力を受けています。傷害の有無を確認し、少し気持ちが落ち着いた時点で救急受診を勧めます。今は症状がなくても、頭を打っている場合は、後に吐き気などの症状を呈することがあります。恐怖感が強い状況なので、受診の際は病棟の誰かが付き添うようにしましょう。

　身体的な傷害があれば、きちんと休ませて療養させます。受診や療養については、労働災害の手続きが必要となるので、Kさんと話し合って対応しましょう。

（3）二次受傷を最小限にする

　出血がないことで、「これくらいで済んでよかったね」「たいしたことはないから大丈夫」と言って済ませてしまうことがあります。しかし、その対応は被害者の傷をさらに広げます。これを二次受傷といいます。周りの人がこのような対応をすると、Kさんは孤立感を強め、「自分の対応がまずかったんだ」「自分は看護師失格だ」という思いをもち、看護師としてのアイデンティティが大きく揺るがされます。

　また、Kさんから当時の状況について情報を得る場合は、決して一人で対応させないようにしましょう。何度も状況を聴取することは、二次受傷を増大させるので、最小限で済むよう配慮します。

(4) 傷ついた思いを理解し、いたわる

　Kさんがどれほど怖い思いをしたのかを理解し、いたわることも大切です。「大変だったね」「とても心配しています」と伝えてあげましょう。また、急性ストレス反応により、睡眠障害、恐怖感で外出できない、食欲の低下などが生じ、セルフケアに大きく影響する場合もあります。Kさんの睡眠、食事、コミュニケーション、行動範囲の変化について情報を得る必要があります。

 対応の具体例

(1) 業務調整

　急性ストレス反応を呈しているKさんは、自分の職場を「安全」と認識していません。まず業務調整をして、徐々に業務量を拡大していきます。業務調整は、以下のように進めるのが一般的です。

　暴力を受けた直後のKさんにとっては、病棟に行くだけでも大きなエネルギーを使います。そこで、数日は病棟で過ごすだけにします。まだ不特定多数の患者の対応はできないので、ナースコールや電話の対応はできるだけさせないようにします。

　Kさんの回復をみながらKさんが安全だと思える患者だけを担当させ、徐々に担当患者を増やしていきます。Kさんが十分に回復して、担当できると思えるまでは、Mさんの担当は避けたほうがよいでしょう。

(2) セルフコンパッションへの介入

　暴力を受けた人は、自分だけが取り残されるような孤独感を感じます。Kさんは過剰な同一化や自己批判を強めている可能性があるので、優しい言葉をかけていきましょう。

　マインドフルネスの実践や、慈悲の瞑想を勧め、自分に優しくなれるようにサポートしましょう。

（3）看護師としてのアイデンティティの再構築を支える

　患者からの暴力は、人としての尊厳を失わせ、看護師としてのアイデンティティが揺らぐ体験となります。暴力を受けると、身体的にも心理的にも大きな傷を負います。なぜ予測できなかったのか、なぜ避けられなかったのか、といつまでも自分を責め続けます。抑うつ気分が続き、意欲が低下し、離職につながりやすいともいわれています。

　暴力を受けた看護師のアイデンティティの再構築には時間がかかるので、Kさんの様子を見ながら、この出来事をどのように消化していくのかに長期的に付き合う必要があります。その結果が異動や離職であることも珍しくありません。ただ、自分を責めながら離職していくことがないように、タブーにして封じ込めるのではなく、周りの人がいつでも話を聴くというメッセージを伝え、支え続ける必要があります。

3 ／ まとめ

　「10　自殺を目撃した看護師①初期の対応」の事例と同様に、急性ストレス反応によって現れる症状を理解し、反応を予測しながら対応することが大切です。傷害の程度によってはきちんと療養させ、身体的な傷が治ってから復職を考えます。心理的な傷は、適切に扱わないと心的外傷後ストレス障害を呈する場合もあるので、初期からしっかり対応していくことが重要です。

13 休職中の看護師

> Mental Health

　5年目の看護師のLさんは、慢性期病棟から急性期病棟に異動しました。Lさんにとって初めての異動です。急性期病棟は仕事量が多く、倫理的ジレンマに葛藤することもあり、Lさんはメンタルヘルス不調を訴えるようになりました。

　急性期病棟の師長は、Lさんの業務量を調整しながら様子をみていましたが、Lさんは急変時の対応や人工呼吸器装着患者の看護に苦手意識があり、仕事に適応できませんでした。「自分は慢性期病棟のほうが向いている」「自分の意思に反した異動であり、納得できない」「この病棟にはローカルルールがあって馴染めない」など、不満も強くなりました。

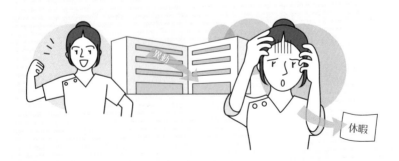

Lさんは指導者や師長と何度も話をしましたが、抑うつ気分や入眠困難、中途覚醒、食欲の低下があり体重が5kg減少しました。Lさんの抑うつ状態が改善しないため、異動して6か月後、師長はメンタルクリニックの受診を勧めました。

受診後、Lさんはうつ病と診断され、1か月間休職することになりました。Lさんは「この年齢になってうつ病になるなんて情けない。必ずこの病院に戻ってきたいです」と師長に話しています。

師長は、これから休職に入るLさんにどのようにかかわればよいのか、休職中の連絡についてなど迷っています。

1 / 事例に起こっていること

Lさんは新人看護師として入職後4年間慢性期病棟で働いていましたが、初めて異動を体験し、急性期病棟の仕事量の多さなどに適応できなくなりました。このように、異動してきた看護師や中途採用の看護師が、新しい病棟や病院に適応できず抑うつ状態になることがあります。

中途採用者は、きちんとゆっくり教えてほしい、業務の忙しさを理由に即戦力として期待しないでほしい、先入観をもたないでほしい、きちんとほめてほしい、悩んだときの思いを聞いてほしいという思いをもっています[6]。これは異動してきた看護師も同じ状況と考えられます。

Lさんは5年目であり、即戦力として期待されていたのかもしれません。しかし、以前働いていた病棟のやり方と異なり業務量も多いことから思うように適応できず、これまで一人前の看護師として働いてきた自信が大きく損なわれる体験となっています。つまり、

理想とする看護師としての自己像と現実の自己像がかけ離れ、看護師としてのアイデンティティが大きく揺らいでいる可能性があります。

休職してうつ病が改善しても、Lさんのアイデンティティの再構築を支えていかないと、復職しても症状の悪化や離職につながる可能性があるといえます。

2／事例への対応

対応者に求められること

まず主治医の診断を確認します。その後はLさんがきちんと休養できるよう心理教育を行い、Lさんの許可を得て病棟スタッフにも伝えます（図Ⅴ-9）。

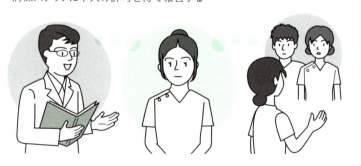

● 図Ⅴ-9　対応者に求められること

（1）主治医の診断と本人の認識を確認する

休職に入るときには、まず、主治医の診断を確認します。うつ病なのか、抑うつ状態なのか、休職期間の見通しなどを把握します。

そして、本人の休職に対する認識を確認します。症状が改善するまでしっかり休もうと思っているのか、焦りが強くて心理的に十分に休める状況ではないと思っているのかなどについてです。

（2）心理教育を行う

次に重要なことは、看護管理者の立場で心理教育を行うことです。看護師であっても、休職中に不適切な過ごし方をすることがあるため、心理的にも身体的にも休息をしっかりとることを教育します（表Ⅴ-17）。まず、仕事のことは今は一切考えないようにして、自分の回復を第一優先とすることを伝えます。同僚からの連絡により焦りを募らせることがあるため、病棟からの連絡を一本化することを伝えておきましょう。

看護師は、その仕事の特性から自分で服薬を調整し、勝手にやめることが多々あります。服薬を自己判断で中断しないことを伝えます。

SNSへの投稿を控えることも重要です。リハビリテーションとしての外出はよいのですが、SNSへの不用意な投稿によって、「元気なのに仕事を休んでいる」などと誤解を招くこともあります。

また、復職の際に受けられるサポートについても説明しておきましょう。

■ 表Ⅴ-17 心理教育の内容

- 仕事のことは一切考えないようにして、自分の回復を第一優先とする
- 正しく服薬する（自己判断で中断しない）
- SNSへの投稿を控える
- 復職時に受けられるサポートについて説明する

（3）病棟スタッフに本人の許可を得て報告する

　病棟スタッフへの報告では、Lさんの状況をすべて話す必要はありませんが、本人の許可を得て「どのような症状」で「どれくらいの期間」休むのかを明確に伝えます。また、産業保健スタッフや看護部とどのように連携していくのか（定期的な面談の有無など）について検討します。

 休職中の対応

（1）休職中の看護管理者との面談

　休職中は職場にあえて行く必要のない期間です。しかし、職場に行くのが嫌だからといってまったく行かない、あるいは病棟の人と接触しないという状況は、復職するときに大きなハードルとなります。診断書が継続して出されるときは病棟に持ってきてもらい、その際、看護管理者（師長）と面談をします。面談で確認すべきことを表Ⅴ-18に示します。

　師長は、休みに入るまでのLさんの精神状態などをみているわけですから、2週間あるいは1か月ごとに診断書を持ってくる際に話をすると、改善しているのかどうかはすぐにわかります。ポイントを確認するために10分でも15分でも話をしてみましょう。

■ 表Ⅴ-18　面談で確認すべきこと

- 精神症状（抑うつ気分、集中力、判断力など）の改善の有無
- 睡眠状況：起床時間、就寝時間、睡眠時間、熟眠感
- 食事摂取の状況：食欲の有無、摂取量（具体的な量の確認）
- 活動と休息のバランス：休息が得られていると実感しているか、外出できる時間、外出後の気分、余暇を楽しむ程度、疲労の回復の程度
- どのような生活を心がけているのか

（２）産業保健スタッフとの面談

　組織に産業保健スタッフがいる場合は、産業医あるいは産業保健師との定期的な面談を進め、師長や看護部と連携をしていきましょう。産業保健スタッフの面談についても、精神症状や復職のタイミング、復職に際しての配慮について確認するので、お互いに情報を共有し、より復職しやすい環境を整えていきます。

3 ／ まとめ

　休職に入る看護師を、メンタルクリニックや産業保健スタッフにすべて任せておいてはスムーズな復職には至りません。復職を成功させるコツは、休職時からのかかわりです。看護管理者の視点、産業保健スタッフの視点、精神科医の視点を総合して、休職者が良いタイミングで職場に戻れるよう支援していきます。

　次の事例で、Ｌさんの復職支援を解説します。

14

> Mental Health <

復職予定の看護師

　5年目の看護師のLさんは、慢性期病棟から急性期病棟に異動し、適応できずうつ病と診断され、1か月間休職することになりました（「13　休職中の看護師」参照）。

　休職6か月目に入り、Lさんは師長との面談で「精神症状も改善し、夜も眠れるようになり食欲も戻ってきました」と話しました。薬も中断することなくきちんと服薬しています。師長は、異動当初のLさんの状態に戻ってきていると感じました。Lさんも、「そろそろ戻れるような気がします。主治医にもどのような復職プログラムを受けられるのか確認してきなさいと言われました」と話しています。

　Lさんの1日の活動状況を確認すると、半日くらいは買い物に行くなどの活動ができること、これまでは友達からの連絡に答えることができなかったが、メールで返信できるようになったこと、テレビや雑誌などの娯楽に触れることができるようになったこと、疾患の勉強も少しずつならできそうなことを話しました。

14　復職予定の看護師

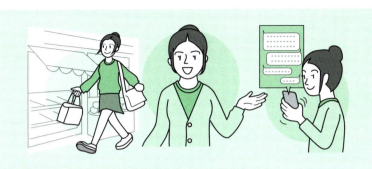

　話している表情には焦りもなく、現実に即した話をしていると師長は感じました。
　師長は、Lさんの復職について、具体的にどのように進めてよいのかわかりません。無理な復職を進めれば、症状が悪化するのではないかという不安もあります。

1 / 事例に起こっていること

　Lさんは6か月の休養で、精神症状や体力が改善していると自覚しています。半日程度であれば買い物に出かけられることや、テレビや雑誌などの娯楽に触れたり、メールの返信ができるようになるなど、体力や意欲は確実に回復しつつあるようです。また、早く復職したいという過剰な焦りもみられないので、精神症状も改善していると思われます。
　主治医が復職を視野に入れていること、師長から見て症状が改善していること、本人に復職の意思があることから、復職の準備をしていく段階と考えられます。

2 ／ 事例への対応

復職のタイミングの見きわめ

　復職のタイミングは、本人に復職の意思があり、症状の悪化がなく、規則正しい生活ができるようになっていることと、精神科医の復職可能という診断によります。ほとんどのケースは、この状態で復職を検討し始めますが、師長が「まだ無理である」と感じる場合は、産業保健スタッフや主治医と慎重に復職を検討します。

　復職が可能であると判断する目安を**表Ⅴ-19**に示します。最低でも**表Ⅴ-19**の項目が満たされていないと、復職プログラム（後述）に沿った支援は困難です。看護師としての復職は、一般事務職などの復職と異なり過酷であることは間違いありません。逆に言うと、このレベルまで回復した状態でなければ復職は難しいと考えます。

対応の具体例

（1）復職先の検討

　表Ⅴ-19の項目をクリアしたうえで、本人、産業保健スタッフ、看

■ **表Ⅴ-19　復職が可能であると判断する目安**

- 起床時間、就寝時間、睡眠時間、熟眠感が休職前の状態に回復している
- 食欲が休職前の状態に回復し、規則正しい食事ができている
- 最低4時間の外出ができるなど、体力が回復している
- 趣味を楽しむことができる
- 集中力、判断力が改善している（面談の場で、回復の程度を把握する）

180　　第 Ⅴ 章　メンタルヘルスサポートの実際

護部の担当者、師長で、復職する場所、復職する時期、リハビリ出勤*の必要性、復職の方法について話し合います。職場復帰をスムーズに進めるための具体的なプランである復職プログラムを作成し、定期的に評価して業務内容のステップアップを図っていきます。

新しい部署に異動しての復職は、新たな仕事内容で、新たな対人関係を築いていくため、ストレッサーがさらに加わります。そのため、一般的には元の職場に復職させます。

Lさんは「元の病棟であれば戻れると思う」と主張しましたが、総合病院という機能から異動は必至であるという看護部の意見もあり、異動先である急性期病棟に戻ることで合意を得ました。

（2）本人に求められる努力

復職支援のポイントとして、本人の努力も欠かせません。長期間、休職していた人によっては、リハビリ出勤が必要な場合があります。リハビリ出勤では、具体的には図Ⅴ-10を行います。

Lさんは急性期病棟に復職するにあたって、人工呼吸器について学びたいという思いがありました。そこで、人工呼吸器の点検などで病棟をラウンドする臨床工学技士の部署で、リハビリ出勤をしながら人工呼吸器について学ぶことにしました。通勤や病院にも慣れるという点から、週3回、半日のリハビリ出勤で2週間、人工呼吸器について学ぶことを目標にしました。

Lさん自身に求められる努力は、リハビリ出勤の際、セルフケアなどを積極的に行い規則正しい生活を心がけることにあります。リハビリ出勤ができれば、その後の復職プログラムもスムーズに進むので、精神状態や体力に注意しながら勤務できるように支援していきます。

---

*リハビリ出勤：休職していた看護師の不安を和らげるために、職場への正式な復帰の前に「お試し出勤」をさせること。

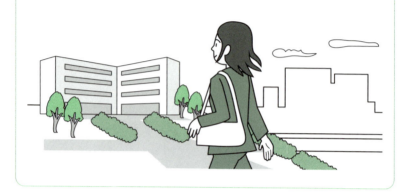

- 出勤時間に合わせて、実際に通勤する（通勤に慣れる）
- 院内の図書館などで半日過ごす（病院に慣れる）
- 単独で患者にはかかわらず、看護補助員などの業務をしながら、復職先の病棟で過ごす（病棟に慣れる）

● 図V-10　リハビリ出勤の例

(3) 復職プログラムの作成

　Lさんの事例では、リハビリ出勤後の精神状態を評価し、復職プログラムに沿った支援を行いました。復職プログラムとは、職場復帰を支援するための具体的なプランのことで、職場復帰の日程や、就業するうえで配慮する内容、業務内容や業務量の段階的な拡大、業務サポートの内容などを決めていきます。

　Lさんの場合は、週3回、半日のリハビリ出勤からスタートし、残業なしの8時間勤務をゴールとして（ゴールは、休職前の仕事の範囲とします）、3か月間のプログラムに沿って、段階的に日数や業務量を拡大していきました（**表V-20**）。

　病棟での仕事は、まずはほかの看護師とペアになり、責任はもたせず仕事を進めます。Lさんは4年間仕事に適応してきたわけですから、随時、力を見きわめて、力を発揮できる機会を与えることが重要です。様子を見ながら仕事を増減し、ほめるなどの承認の言葉

■ 表Ⅴ-20 復職プログラムの例

- 週3回、半日のリハビリ出勤からスタートする
- 残業なしの8時間勤務をゴールとする
- 3か月間のプログラムに沿って、段階的に日数や業務量を拡大していく

をかけてサポートします。また、Ｌさんのこれまでの強みを探り、Ｌさんがその強みをさらに使えるようにかかわります。

（4）病棟スタッフに求められる配慮

休職者の復職が成功するかどうかは、受け入れる病棟スタッフのかかわりに大きく左右されます。復職の目途が立った際には、看護管理者はその旨を病棟スタッフに伝え、休職者の同意を得たうえで「現在どのような状況なのか」「どのようなサポートが必要なのか」などの情報を共有します。

休職していたスタッフは、「病棟スタッフがどのように迎えてくれるのか」「自分の居場所があるのか」などと考え不安になるものです。そのため、復職した際には、病棟スタッフは「お帰り」や「待っていたよ」などのポジティブなメッセージを伝えると、不安は軽減します。

また、実際に復職したら、病棟スタッフは必要以上の気づかいはせず、復職プログラムに従った仕事量を与えます。困っている様子があれば確認し、勤務終了時に「やりにくいことはなかったか」を尋ねる程度でかまいません。

（5）看護師としてのアイデンティティの再構築を支える

Ｌさんは、看護師としての職業的アイデンティティが揺らいでいることも推測されます。部署の異動は、慣れた方法で仕事ができないことへの不満や、今後担当する疾患に対する苦手意識などが生じやすいものです。そのようなとき、「これまでのキャリアで大切にしてきたことは何か」「今のキャリアで納得いかないことは何か」

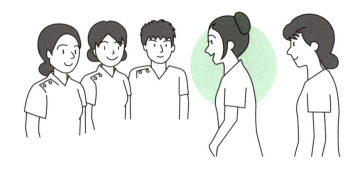

を問うことは、看護観が何も揺らいでいないことを気づかせてくれます。Lさんが、看護に抱いている根本的な思いは何一つ変わらないことに気づいていくことが重要です。

また、Lさんの場合、慢性期看護だけでなく、急性期看護の視点をもつことが、さらに看護実践を豊かなものにすることに気づけるようにかかわります。そして、慢性期看護で培ったLさんの強みを急性期看護に生かせるように支援していきます。

3 まとめ

　復職は、以下の4つの側面が機能しないと成功しません。
- 復職するまでに、症状が目安の状態まで改善している。
- 本人が積極的にセルフケアを行い、日常生活を送る努力ができる。
- 無理のない復職プログラムである。
- 病棟側がサポーティブである。

　本人の精神症状だけでなく、4つの側面からマクロの視点をもって評価していきます。
　それ以前に、復職が可能な職員であるのかについての見きわめが前提となります。つまり、「戻すべき職員」なのかどうかというこ

とです。近年、問題になっている現代型うつ病や発達障害の傾向が
ある看護師については、十分な見きわめが必要であることを補足し
ておきます。

　既卒者を育成するための対応としては、①思いを聴き、前向きに
導く、②研修は新卒者と同じ程度に行う、③本人の年齢に近い指導
者をつける、④本人も指導者もほめ、サポートする、⑤他のスタッ
フも育成に巻き込む、⑥こまめに面接する、⑦随時、力を見きわめ
る、⑧力を発揮できる機会を与える、⑨様子を見て仕事の増減を行
う[7]、必要があります。

　異動してきた人を即戦力として考えず、新人看護師と同じ程度の
サポートが必要であることを改めて強調しておきます。

文　献

■第Ⅰ章　看護師の職業的アイデンティティを確立する支援

1）中川泰彬, 大坊郁夫（1985）. 精神健康調査票手引―日本版GHQ（Goldberg DP 原著）. 日本文化科学社.

2）福西勇夫（1990）. 日本版General Health Questionnaire（GHQ）のcut-off point. 心理臨床, 3（3）: 228-234.

3）岡堂哲雄, 他（1978）. 患者ケアの臨床心理―人間発達学的アプローチ. 医学書院.

4）Erikson EH, Erikson JM著, 村瀬孝雄, 近藤邦夫訳（2001）. ライフサイクル, その完結, 増補版. みすず書房.

5）相川充（1996）. 社会的スキルという概念. 相川充, 津村俊充編, 社会的スキルと対人関係―自己表現を援助する. 誠信書房, p.3-21.

6）Hochschild AR著, 石川准, 室伏亜希訳（2000）. 管理される心―感情が商品になるとき. 世界思想社.

7）Maslach C, Jackson SE（1981）. The measurement of experienced burnout. Journal of Occupational Behavior, 2（2）: 99-113.

8）日本看護協会政策企画部（編）（2008）. 2008年 病院における看護職員需給状況調査. 日本看護協会調査研究報告, No.80.
　＜https://www.nurse.or.jp/home/publication/pdf/research/80.pdf＞［2019. October 8］

9）日本看護協会広報部（2018）. News Release「2017年 病院看護実態調査」結果報告.
　＜https://www.nurse.or.jp/up_pdf/20180502103904_f.pdf＞［2019. October 8］

■第Ⅱ章　職場で取り組むメンタルヘルスサポート

1）厚生労働省 労働者健康安全機構（2019）. 職場における心の健康づくり―労働者の心の健康の保持増進のための指針.
　https://www.mhlw.go.jp/content/11300000/000499488.pdf［2019. October 8］

2）ジェロルド・Sグリンバーグ著, 服部祥子, 山田冨美雄監訳（2006）. 包括的ストレスマネジメント. 医学書院, p.10-11.

■第Ⅲ章　職場のメンタルヘルスサポートに活用するポジティブ心理学

1）Cañadas-De la Fuente GA, Vargas C, San Luis C, et al（2015）. Risk factors and prevalence of burnout syndrome in the nursing profession. International

187

Journal of Nursing Studies, 52（1）：240-249.

2）日本看護協会（2016）. 個人での対応（セルフケア）.
https://www.nurse.or.jp/nursing/shuroanzen/safety/mental/kojin/index.html
［2019. November 5］

3）Reivich K, Shatté A（2002）. The resilience factor：7 essential skills for overcoming life's inevitable obstacles. Broadway Books.

4）井原 裕, 尾形広行, 犬塚 彩, 他（2010）. 看護師レジリエンス尺度の開発と心理計測学的検討. 総合病院精神医学, 22（3）：210-220.

5）大竹恵子, 島井哲志, 池見 陽, 他（2005）. 日本版生き方の原則調査票（VIA-IS：Values in Action Inventory of Strengths）作成の試み. 心理学研究, 76（5）：461-467.

6）Niemiec RM（2017）. Character Strengths Interventions：A Field Guide for Practitioners. Hogrefe & Huber Publishing.

7）Heintz S, Ruch W（2019）. Character Strengths and Job Satisfaction：Differential Relationships Across Occupational Groups and Adulthood. Applied Research in Quality of Life, p.1-25.

8）Seligman ME, Steen TA, Park N, et al（2005）. Positive psychology progress：empirical validation of interventions. The American Psychologist, 60（5）：410-421.

9）Mahon MA, Mee L, Dowling M（2017）. Nurses' perceived stress and compassion following a mindfulness meditation and self compassion training. Journal of Research in Nursing, 22：572-583.

10）Neff KD（2003）. The development and validation of a scale to measure self-compassion. Self and Identity, 2（3）：223-250.

11）有光興記（2014）. セルフ・コンパッション尺度日本語版の作成と信頼性, 妥当性の検討. 心理学研究, 85（1）：50-59.

12）Benner P（1984）. From Novice to Expert: Excellence and Power in Clinical Nursing Practice. Addison‐Wesley Publishing Company.／Benner P（著）, 井部俊子（監訳）（2005）. ベナー看護論—初心者から達人へ. 新訳版. 医学書院.

■第Ⅳ章　看護管理者が行うメンタルヘルスサポート

1）厚生労働省. 知ることからはじめよう　みんなのメンタルヘルス
＜https://www.mhlw.go.jp/kokoro/know/disease.adjustment.html＞［2019. October 17］

2）融道男, 中根允文, 小見山実, 他監訳（2005）. ICD-10精神および行動の障害―臨床記述と診断ガイドライン新訂版. 医学書院, p.160.

3）広瀬徹也（1977）.「逃避型抑うつ」について. 宮本忠雄（編）, 操うつ病の精神病理2, 弘文堂, p.66-86.

4）日本精神神経学会（日本語版用語監修）, 髙橋三郎, 大野裕（監訳）（2014）. DSM-5精神疾患の診断・統計マニュアル. 医学書院, p.284-285.

5）前掲書4）, p.160-161.

6）松浪克文（1991）. 社会変動とうつ病. 社会精神医学, 14（3）：193-200.

7）阿部隆明, 大塚公一郎, 永野 満（1995）.「未熟型うつ病」の臨床精神病理学的検討―構造力動論（W. Janzarik）からみたうつ病の病前性格と臨床像. 臨床精神病理, 16（3）：239-248.

8）樽味伸（2005）. 現代社会が生む"ディスチミア親和型". 臨床精神医学, 34（5）：687-694.

9）日本うつ病学会 気分障害の治療ガイドライン作成委員会（2016）. 日本うつ病学会治療ガイドライン. Ⅱ. うつ病（DSM-5）/大うつ病性障害 2016.
＜https://www.secretariat.ne.jp/jsmd/iinkai/katsudou/data/20190724.pdf＞
［2019. October 17］

10）前掲書4）, p.17-37.

11）高齢・障害・求職者雇用支援機構 障害者職業総合センター（2012）. 発達障害を理解するために2. 障害者職業総合センター職業センター支援マニュアル, No.7.
＜http://www.nivr.jeed.or.jp/download/center/support07.pdf＞［2019. October 17］

12）福田紀子（2004）. 看護師のメンタルヘルス支援. 野末聖香（編著）, リエゾン精神看護―患者ケアとナース支援のために, 医歯薬出版, p.257-263.

13）日本看護協会（2004）. 2003年 保健医療分野における職場の暴力に関する実態調査. 日本看護協会調査研究報告, No.71.
＜https://www.nurse.or.jp/home/publication/seisaku/pdf/71.pdf＞［2019. November 28］

14）大澤智子, 廣常秀人, 加藤寛（2006）. 職業における業務内容に関連するストレスと予防に関する研究. 心的トラウマ研究, 2：73-84.

15）新山悦子, 小濱啓次（2005）. 救急看護師の職場における心的外傷経験―自由記述の収集と分析. 看護技術, 51（11）：997-1001.

16）新山悦子, 小濱啓次, 塚原貴子（2006）. 救急看護師の職場における心的外傷経験―心的外傷的出来事別による心的外傷反応の検討. 日本看護学会論文集 精神看護,

36：240-242.

17) 松井豊（編著）（2009）. 惨事ストレスへのケア. おうふう, p.4.

18) 高橋葉子（2011）. 災害時におけるトラウマケアに関する基礎知識. 武用百子（編著）, リエゾンナースと考える「困りごと」にどうかかわるか, ナースツールズ, p.184-191.

19) 前掲書17）, p.189.

20) 松井豊（2014）. 筑波大学カウンセリングコース 消防職員のための惨事ストレス初級研修講義資料.

21) Lee DA, James S（著）, 石村郁夫, 野村俊明（訳）（2018）. トラウマへのセルフ・コンパッション. 金剛出版, p.101-164.

22) Ehlers A, Clark DM（2000）. A cognitive model of posttraumatic stress disorder. Behaviour Research and Therapy, 38（4）：319-345.

23) Grey N, Holmes E（2002）. Cognitive restructuring within reliving: A treatment for peritraumatic emotional"Hotspots"in posttraumatic stress disorder. Behavioural and Cognitive Psychotherapy, 30（1）：37-56.

24) 前掲書21）, p.199-204.

■第Ⅴ章　メンタルヘルスサポートの実際

1) Holmes TH, Rahe RH（1967）. The social readjustment rating scale. Journal of Psychosomatic Research, 11（2）：213-218.

2) 日本総合病院精神医学会がん対策委員会（監）, 小川朝生, 内富庸介（編）（2007）. 精神腫瘍学クイックリファレンス. 創造出版, p.79.

3) 日本精神神経学会（監）（2014）. DSM-5精神疾患の分類と診断の手引. 医学書院, p.26.

4) 徳吉陽河, 岩﨑祥一（2012）. コーチング心理学の目標理論に基づく「目標行動スキル尺度（G-BEST）」の作成と妥当性の検証. 東北大学高等教育開発推進センター紀要, 7：13-24.

5) 日本トラウマティック・ストレス学会. トピックス PTSDとは.
　＜http://www.jstss.org/topics/01/＞［2019. November 18］

6) 丸野真由美（2015）. スタッフ全員で中途採用者を育成する職場環境をつくる. ナーシングビジネス, 9（8）：700-703.

7) 里光やよい, 今野葉月, 須釜なつみ, 他（2009）. 看護師長が語る中途採用者の育成についての認識と対応. 自治医科大学看護学ジャーナル, 7：81-87.

おわりに

　本書を発行するにあたり、筆者は本学保健看護学部の4年生に「どんな職場であれば働き続けられると思いますか」と問いかけてみました。以下は学生たちの回答です。

- 健康を守るための制度がある。
- 部署間で勤務体制（休みや夜勤など）に差がない。
- 休暇がとれる。
- 1日1時間以内の残業である（希望）。
- 何でも話せる同期がいる。
- モデルになる看護師がいる。
- SOSを出せる先輩がいる。

　本学では、3年次にリエゾン精神看護学Iを、4年次にはリエゾン精神看護学IIの科目のなかで看護師のメンタルヘルスについての講義をしています。4年間の授業を終えた彼らは、最低限、上記の条件があれば働き続けられるのではないかと考えていました。

　これらの条件をみると、自分の悩みを職場の同僚や先輩看護師に話せるという、すなわちコミュニケーションがとりやすい職場で働きたいと思っていることがわかります。彼らは、職場の人的環境は「お互いに優しくいたわり合うことが当然」と考えており、対人関係スキルに脆弱さがあることが理解できます。そのため、ちょっとした人間関係のつまずきから離職を考えたり、オープンなコミュニケーションのとれる職場環境であれば踏ん張れたりするのです。

　受け入れる側としては、そうした新人看護師の脆弱さに対して「お客様扱い」をするのではなく、職場の人すべてが自分の言動を振り返り、他者に不快感を与えていないか今一度点検することが重要です。それは職業人として当たり前のことです。メンタル

ヘルス不調になる人が弱いからというだけでなく、かかわる人にも気をつけるべきことがあると、長年、精神看護専門看護師としてかかわってきて実感します。

　医師の働き方改革をめぐり、看護師とのタスクシェアリング、タスクシフティングの流れから、看護師の役割が増える可能性があることで、葛藤を抱え苦しむ中堅看護師がこれまで以上に増えていくことが予測されます。職業的アイデンティティをしっかりと確立し、看護師の仕事は何なのか、多職種と協働するとはどのようなことなのかについて自分の意見をもち、主張できるような人材育成をしていくことは必至となるでしょう。オープンなコミュニケーションのとれる職場風土があり、忌憚のない意見が言えるという環境が、大きな助けになることに間違いありません。

　本書で扱った事例は、以前からよくみられたケースです。人が急速に進化しているわけではありません。現象を正しくとらえ、その現象に見合ったかかわりをするためのコツを中心に記述しました。

　最後に、本書の企画に賛同くださり、第Ⅲ章の執筆を担当くださった有光興記先生に感謝申し上げます。また、企画・構成の段階から丁寧に編集してくださいましたメヂカルフレンド社の佐々木満氏に感謝申し上げます。特に、原稿が滞りながらも、信じて見守ってくださる姿はこのうえないメンタルヘルスサポートとなりました。本当にありがとうございました。

2019 年 12 月

武用百子

索 引

英数

3つのR	42
DSM-5	73
compassionate self	62
GHQ28	2
ICD-10	72
line and staff	20
positive psychological intervention	45
PPI	45
PTSD	41, 100
SMARTの原則	151
TALKの原則	109
Values in Action Inventory of Strengths	46
VIA-IS	46

あ行

アイデンティティ	9
——の確立	6
慈しみをもった自分自身	62
ウェルビーイング	45
うつ病	77, 83, 111
エリクソンの発達課題	5

か行

外傷後ストレス障害	99
外傷後ストレス反応	99
外傷性ストレス反応	97, 99
回避症状	98, 168
解離症状	98

過覚醒症状	98
過換気	75
過剰な同一化	60
偏った一般化	32
カタルシス	164
環境調整	118
感情の表出	164
感情労働	10
希死念慮	108
キャリアビジョン	11
休職	175
——期間	136
——に関する就業規則	136
急性ストレス障害	99
急性ストレス反応	99, 168
共感的反応	66
共通の人間性	60
業務調整	117, 170
勤務調整	117
ゲートキーパー	108
限局性学習症	94, 154
現代型うつ病	82, 133
行動的な対処	36
広汎性発達障害	86
コーピング	29
——スキル	106
呼吸法	130
国際疾病分類	72
孤独感	60
コンパッション	59

さ行

再体験症状 ——————98
作業内容の構造化 ——————150
先読み ——————34
サバイバーズギルト ——————98, 163
産業医 ——————20
産業保健師 ——————20
産業保健スタッフ ——————20, 177
惨事ストレス ——————95, 158
時間の構造化 ——————150
事業場外資源 ——————21
　　——によるケア ——————21
事業場内産業保健スタッフ ——————20
　　——等によるケア ——————20
シグニチャーストレングス ——————51
刺激の抑制 ——————150
自己批判 ——————60
自殺 ——————108, 157
自責感 ——————98
「死にたい」気持ち ——————109
慈悲の瞑想 ——————62
自分への優しさ ——————60
自閉スペクトラム症 ——————86, 139, 144
社会的関係のなかでの対処 ——————37
守秘義務 ——————114
情緒的な対処 ——————30
職業的アイデンティティ ——————10
職業満足感 ——————49
新人看護職員の卒後臨床研修 ——————14
診断書 ——————176
心的外傷後ストレス障害 ——————41, 100
侵入症状 ——————164
心理教育 ——————97, 159, 175
スタッフ ——————20

ストレス ——————26
ストレス因 ——————72
ストレス強度 ——————103
ストレス対処行動 ——————58
ストレス対処方法 ——————106
ストレスチェック ——————2, 15
ストレス反応 ——————28, 105, 123
　　——の程度 ——————115
　　——把握 ——————106
ストレスマネジメント ——————38
　　——研修 ——————24
ストレス要因 ——————102
ストレッサー ——————29, 102
スペクトラム ——————86
精神看護専門看護師 ——————13
精神療法 ——————81
セルフケア ——————19, 22, 107
セルフコンパッション ——————44, 59
「全か無か」思考 ——————32
双極性障害 ——————77
　　——Ⅰ型 ——————78
　　——Ⅱ型 ——————78
ソーシャルスキル ——————8

た行

大うつ病性障害 ——————77
多重課題 ——————91, 150
注意欠如・多動症 ——————89, 149
中途採用者 ——————173
強みのトレーニング ——————51
ディスチミア親和型 ——————82
適応障害 ——————72
逃避 ——————133
逃避型抑うつ ——————82

な行

二次受傷 —————169
認知的な対処 —————31

は行

パーソナリティ障害 —————70
バーンアウト —————10
パターン学習 —————140
発達障害 —————85
反応性の抑うつ状態 —————99
非定型うつ病 —————82
品性の強み —————46
深読み —————34
復職 —————177, 179
復職先 —————180
復職支援 —————181
復職のタイミング —————180
復職プログラム —————182
フラッシュバック —————65
分離 —————158
「べき」思考 —————33
ポジティブ心理学 —————44
　——介入 —————45

ま行

マイナス思考 —————34
マインドフルネス —————57, 61
マインドフルネス瞑想 —————61
メンタルヘルスケア —————19
面談 —————176
燃え尽き症候群 —————41

や行

薬物療法 —————81
抑うつ状態 —————77

ら行

ライフイベント —————103
ライン —————20
　——によるケア —————20
リアリティショック —————3
離職率 —————14
リハビリ出勤 —————181
レジリエンス —————43
レジリエンス指数 —————43

わ行

ワークエンゲージメント —————49

執筆者紹介

［編集］
武用百子

［執筆］
◇武用百子（ぶよう・ももこ）**（第Ⅰ章・Ⅱ章・Ⅳ章・Ⅴ章）**
大阪大学大学院医学系研究科教授

1991年北里大学看護学部を卒業後，臨床実践から，"患者のメンタルヘルスが病状や予後に大きく影響するため，その支援なしに患者は回復しない"と考え，精神看護専門看護師を目指す。2000年に兵庫県立大学看護学研究科を修了後，和歌山県立医科大学附属病院で精神看護専門看護師として活動を始める。2008年より和歌山県立医科大学保健看護学部の精神看護学教員として着任し，学生のアイデンティティの確立の遅れと看護師のメンタルヘルスの諸問題が大きく関連していると考え，学生へのストレスマネジメント教育や職業的アイデンティティを高める支援に取り組んできた。2015年同大学准教授，2018年同大学看護キャリア開発センター副センター長，2021年4月より現職。
主な著書に，『看護現場のメンタルヘルス支援ガイド』（日経BP社，2016），『リエゾンナースと考える「困りごと」にどうかかわるか』（ナースツールズ，2011）など。

◇有光興記（ありみつ・こうき）**（第Ⅲ章）**
関西学院大学文学部総合心理科学科教授
博士（心理学），公認心理師，臨床心理士

1995年関西学院大学文学部心理学科を卒業。2000年に同大学文学研究科博士課程後期課程心理学専攻修了後，2006年駒澤大学文学部心理学科准教授，2012年同大学教授，2017年4月より現職。感情の問題に対処するために，慈悲とマインドフルネスの観点を取り入れた心理療法の実践と研究を行っている。2014年に，アメリカのボストン大学で慈悲の瞑想の臨床試験に参加し，マインドフルネス瞑想だけでは得られない効果の大きさを知る。現在，日本でも慈悲の瞑想を中心としたプログラムの効果検証を開始し，科学的な知見を集積しているところである。
主な著書に，『マインドフルネス：基礎と実践』（日本評論社，2016），『自己意識的感情の心理学』（北大路書房，2009），『"あがり"とその対処法』（川島書店，2005）など。

いまどきナースのこころサポート
―看護管理者が行う職場のメンタルヘルスサポート―　　　定価（本体 2,700 円＋税）

2019年12月25日　　第 1 版第 1 刷発行
2024年 2 月15日　　第 1 版第 2 刷発行

編　著　武用　百子©　　　　　　　　　　　　　　　　　　　　　〈検印省略〉

発行者　亀井　淳

発行所　株式会社　メヂカルフレンド社

〒102-0073　東京都千代田区九段北 3 丁目 2 番 4 号
麹町郵便局私書箱48号　電話(03)3264-6611　振替　00100-0-114708
https://www.medical-friend.jp

Printed in Japan　落丁・乱丁本はお取り替えいたします　　印刷／奥村印刷㈱　製本／㈲井上製本所
ISBN978-4-8392-1649-8　C3047　　　　　　　　　　　　　　　　　　　　　　　105017-080

　本書の無断複写は，著作権法上での例外を除き，禁じられています。
　本書の複写に関する許諾権は，㈱メヂカルフレンド社が保有していますので，複写される場合はそのつ
ど事前に小社（編集部直通 TEL　03-3264-6615）の許諾を得てください。